Dr. Farida Jasmine P. S.
Dr. Rayala Lokesh

Farmacologia L'eccellenza

Dr. Farida Jasmine P. S.
Dr. Rayala Lokesh

Farmacologia L'eccellenza

Domande e risposte del Viva, note brevi e risposte

ScienciaScripts

Imprint

Any brand names and product names mentioned in this book are subject to trademark, brand or patent protection and are trademarks or registered trademarks of their respective holders. The use of brand names, product names, common names, trade names, product descriptions etc. even without a particular marking in this work is in no way to be construed to mean that such names may be regarded as unrestricted in respect of trademark and brand protection legislation and could thus be used by anyone.

Cover image: www.ingimage.com

This book is a translation from the original published under ISBN 978-620-7-45722-9.

Publisher:
Sciencia Scripts
is a trademark of
Dodo Books Indian Ocean Ltd. and OmniScriptum S.R.L publishing group

120 High Road, East Finchley, London, N2 9ED, United Kingdom
Str. Armeneasca 28/1, office 1, Chisinau MD-2012, Republic of Moldova, Europe
Printed at: see last page
ISBN: 978-620-7-49201-5

Copyright © Dr. Farida Jasmine P. S., Dr. Rayala Lokesh
Copyright © 2024 Dodo Books Indian Ocean Ltd. and OmniScriptum S.R.L publishing group

Dedicato a

I miei genitori

I miei insegnanti

Mia sorella

RICONOSCIMENTO

Vorrei esprimere la mia sincera gratitudine alla mia amica, la dottoressa Farida Jasmine, per la sua preziosa guida e il suo sostegno durante tutto il progetto. Sono profondamente grata ai miei insegnanti per la loro competenza nella realizzazione del libro, che ha arricchito notevolmente questo lavoro. Inoltre, estendo il mio apprezzamento al Rajarajeswari dental college per il loro incrollabile sostegno e incoraggiamento nei momenti di difficoltà."

CONTENUTI

SEZIONE I 5

SEZIONE II 23

SEZIONE III 34

SEZIONE IV 52

SEZIONE V 61

SEZIONE VI 69

SEZIONE VII 75

SEZIONE VIII 80

RIFERIMENTI 90

SEZIONE I

1. Vie di somministrazione dei farmaci

2. Farmacocinetica

3. Farmacodinamica

4. Reazioni avverse

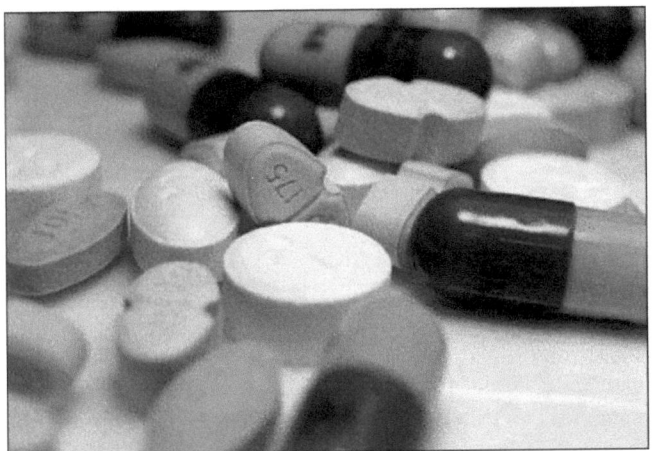

SEZIONE 1

1. VIE DI SOMMINISTRAZIONE DEI FARMACI

DOMANDE E RISPOSTE

1. Citare le varie vie di somministrazione dei farmaci?

A. Via di somministrazione orale del farmaco

Via parenterale di somministrazione del farmaco---a. endovenosa

        b. intramuscolare

        c. intradermico

        d, intratecale

        e. intraparietale

        f. via rettale

        g. via nasale

        h. via transdermica

2. Via di somministrazione orale del farmaco?

A. La via enterale è la via di somministrazione dei farmaci più comunemente utilizzata, più antica e più sicura. L'ampia superficie del tratto gastrointestinale, il mescolamento del suo contenuto e le differenze di pH nelle diverse parti dell'intestino facilitano un efficace assorbimento dei farmaci somministrati per via orale. Tuttavia, l'acido e gli enzimi secreti nell'intestino e l'attività biochimica della flora batterica intestinale possono distruggere alcuni farmaci prima che vengano assorbiti.

Vantaggi

1. Percorso più sicuro
2. Il più conveniente
3. Il più economico
4. I farmaci possono essere autosomministrati
5. Via non invasiva.

Svantaggi

1. L'inizio dell'azione è più lento perché l'assorbimento richiede tempo

3. Via di somministrazione parentale del farmaco?

A.parenterale Le vie di somministrazione diverse dalla via enterale (intestinale) sono note come vie parenterali. Qui i farmaci vengono somministrati direttamente nei fluidi tissutali o nel sangue.

Vantaggi

- L'azione è più rapida e prevedibile rispetto alla somministrazione orale.
- Queste vie possono essere utilizzate in un paziente incosciente o non collaborante.
- Gli irritanti gastrici possono essere somministrati per via parenterale, evitando così l'irritazione del tratto gastrointestinale.
- Può essere utilizzato nei pazienti con vomito o che non sono in grado di deglutire.
- La digestione da parte dei succhi gastrici e intestinali e il metabolismo di primo passaggio sono evitati.

Pertanto, nelle emergenze le vie parenterali sono molto utili per la somministrazione di farmaci, in quanto l'azione è rapida e prevedibile e sono utili anche in pazienti non coscienti.

Svantaggi

- È necessario mantenere l'asepsi.
- Le iniezioni possono essere dolorose.
- Più costoso, meno sicuro e scomodo.
- Possono verificarsi lesioni ai nervi e ad altri tessuti.

Le vie parenterali includono :

1. Iniezioni

2. Inalazione

3. Via transdermica

4. Routine transmucosale di somministrazione del farmaco

4. .Nome dei cerotti transdermici?

A. unità adesive

Giunzione

Ionoforesi

Iniezione a getto

5. .Cerotti adesivi.

A. I farmaci altamente lipidici possono essere applicati sulla pelle per un assorbimento lento e prolungato, ad esempio la pomata alla nitroglicerina nell'angina pectoris. Le unità adesive, l'inunzione, la iontoforesi e l'iniezione a getto sono alcune forme di somministrazione transdermica di farmaci.

Le unità adesive (sistemi terapeutici transdermici) sono cerotti adesivi di diverse dimensioni e forme, realizzati per adattarsi all'area di applicazione.

Il farmaco è contenuto in un serbatoio tra uno strato esterno e una membrana porosa. Questa membrana viene spalmata con un adesivo per rimanere attaccata all'area di applicazione. Il farmaco si diffonde lentamente attraverso la membrana e avviene l'assorbimento percutaneo.

Il tasso di assorbimento è costante e prevedibile. I farmaci altamente potenti (perché è sufficiente una piccola quantità) e quelli a breve durata d'azione (perché l'effetto termina rapidamente dopo la rimozione del sistema) sono adatti all'uso in questi sistemi.

Le sedi di applicazione sono il torace, l'addome, la parte superiore del braccio, la regione mastoidea posteriore e lo scroto. Esempi sono i cerotti transdermici di ioscina, nitroglicerina, testosterone, estrogeni e fentanil.

Vantaggi

- La durata d'azione è prolungata
- Forniscono livelli plasmatici di farmaco costanti
- La compliance del paziente è buona.

5. iunzione.

A. Inunzione La via per la quale un farmaco spalmato sulla pelle viene assorbito per produrre effetti sistemici è chiamata inunzione.

6. Ionoforesi.

A.In questa procedura, la corrente galvanica viene utilizzata per far penetrare i farmaci insolubili nei tessuti più profondi dove è richiesta la sua azione, ad esempio i salicilati. La ionoforesi al fluoro è utilizzata nel trattamento dell'ipersensibilità dentale.

7. Iniezione a getto

A. Poiché l'assorbimento del farmaco avviene attraverso gli strati della pelle, il dermojet può essere considerato anche come una forma di somministrazione transdermica del farmaco

2. FARMACOCINETICA

1. Biodisponibilità

A. La biodisponibilità è la frazione di farmaco che raggiunge la circolazione sistemica dopo la somministrazione per qualsiasi via.

Pertanto, per un farmaco somministrato per via endovenosa, la biodisponibilità è del 100%.

Con l'iniezione IM/SC, i farmaci vengono assorbiti quasi completamente, mentre per via orale la biodisponibilità può essere bassa a causa dell'assorbimento incompleto e del metabolismo di primo passaggio.

Ad esempio, la biodisponibilità della clortetraciclina è del 30%, della carbamazepina del 70%, della clorochina dell'80%, della minociclina e del diazepam del 100%.

Le preparazioni transdermiche sono assorbite per via sistemica e possono avere una biodisponibilità dell'80-100%.

2. bioequivalenza

A. Il confronto della biodisponibilità di diverse formulazioni dello stesso farmaco è lo studio della bioequivalenza.

Spesso le formulazioni orali contenenti la stessa quantità di un farmaco di produttori diversi possono dare luogo a concentrazioni plasmatiche diverse, vale a dire che non c'è bioequivalenza tra di esse.

Tali differenze si verificano con i farmaci poco solubili e a lento assorbimento, principalmente a causa delle differenze nella velocità di disintegrazione e dissoluzione.

Variazioni nella biodisponibilità (non equivalenza) possono causare tossicità o fallimento terapeutico in farmaci che hanno un basso margine di sicurezza, come la digossina, e in farmaci che richiedono un preciso aggiustamento della dose, come gli anticoagulanti e i corticosteroidi.

3 Definire la distribuzione del volume apparente?

A. Il volume apparente di distribuzione è definito come il volume necessario per accogliere l'intera quantità di farmaco somministrato, se la concentrazione in tutto il corpo fosse uguale a quella nel plasma.

Mette in relazione la quantità di farmaco presente nell'organismo con la concentrazione del farmaco nel plasma.

Si calcola come Quantità di farmaco nell'organismo Vd = Concentrazione plasmatica Ad esempio, se la dose di un farmaco somministrata è di 500 mg e raggiunge una concentrazione uniforme di 10 mg/litro di plasma, il suo Vd = 50 litri

. I fatti importanti sulla Vd sono:

- Se un farmaco viene trattenuto principalmente nel plasma, la sua Vd è piccola (ad esempio, aspirina, aminoglicosidi), mentre se si distribuisce ampiamente in altri tessuti, la sua Vd è grande (ad esempio, petidina).

- La conoscenza del Vd dei farmaci è clinicamente importante nel trattamento degli avvelenamenti. I farmaci con un grande Vd, come la petidina, non sono facilmente eliminati dall'emodialisi, perché sono ampiamente distribuiti nell'organismo.

4. Biotrasformazione

A. La biotrasformazione è il processo di alterazione biochimica del farmaco nell'organismo. L'organismo tratta la maggior parte dei farmaci come sostanze estranee e cerca di inattivarli ed eliminarli attraverso varie reazioni biochimiche.

Questi processi convertono i farmaci in composti più polari e solubili in acqua, in modo da essere facilmente escreti attraverso i reni.

Alcuni farmaci possono essere escreti in gran parte invariati nelle urine, ad esempio frusemide, atenololo.

Sito L'organo più importante della biotrasformazione è il fegato. Ma i farmaci vengono metabolizzati anche da reni, intestino, mucosa, polmoni, sangue e pelle.

5. Importanti reazioni di biotrasformazione

A. Ossidazione - Fenitoina, Diazepam, Ibuprofene, Anfetamina, Clorpromazina, Dapsone

Riduzione - Cloramfenicolo, Alotano

Idrolisi - Petidina, Procaina

Reazioni di coniugazione

Coniugazione glucuronide - Cloramfenicolo, Morfina Acetilazione Sulfonamidi, Isoniazide

Metilazione Adrenalina, istamina

Coniugazione del glutatione - Paracetamolo

6. Nome di alcuni induttori enzimatici

A. fenobarbitone, rifampicina, alcol, fumo di sigaretta, DDT, griseofulvina, carbamazepina e fenitoina sono alcuni induttori enzimatici.

7. .Che cos'è la clearance renale?

A. volume di plasma completamente liberato dal farmaco nell'unità di tempo. Può essere calcolata dal rapporto tra la velocità di eliminazione e la concentrazione plasmatica. Tasso di eliminazione Quindi, CL = concentrazione plasmatica La clearance è espressa come ml/litro/unità di tempo.

La clearance è il fattore più importante che determina la concentrazione del farmaco e deve essere presa in considerazione quando un farmaco è destinato alla somministrazione a lungo termine.

8. .Cinetica del primo ordine

A. Cinetica del primo ordine Nella cinetica del primo ordine, una frazione costante del farmaco viene metabolizzata/eliminata per unità di tempo.

La maggior parte dei farmaci segue una cinetica del primo ordine e la velocità di metabolismo/escrezione dipende dalla loro concentrazione (esponenziale) nell'organismo.

Questo vale anche per l'assorbimento dei farmaci.

9. Definire la cinetica di ordine zero?

A. Cinetica di ordine zero (cinetica di saturazione) In questo caso una quantità costante di farmaco presente nell'organismo viene metabolizzata/eliminata per unità di tempo.

Gli enzimi metabolici si saturano e quindi, con l'aumento della dose, il livello plasmatico del farmaco aumenta in modo sproporzionato con conseguente tossicità.

Alcuni farmaci, come la fenitoina e il warfarin, sono eliminati da entrambi i processi, cioè inizialmente per ordine primo e per ordine zero a concentrazioni più elevate.

Esempio di farmaci che seguono una cinetica di ordine zero:

- Alcool
- Fenitoina
- Aspirina
- Eparina
- Fenilbutazone.

Emivita plasmatica e concentrazione allo stato stazionario L'emivita plasmatica $(t\%)$ è il tempo necessario affinché la concentrazione plasmatica di un farmaco si riduca alla metà del suo valore. Sono necessarie da quattro a cinque emivite per la completa eliminazione di un farmaco.

Esempi di farmaci che potrebbero essere tossici per il lattante se assunti dalla madre Sulfasalazina Doxepina Teofillina Amiodarone Farmaci antitumorali Primidone Salicilati Etosuximide Cloramfenicolo Fenobarbitone Acido nalidixico Fenotiazine Nitrofurantoina.

10. Emivita plasmatica

A. L'emivita plasmatica *(t%)* è il tempo necessario affinché la concentrazione plasmatica di un farmaco si riduca alla metà del suo valore.

Sono necessarie da quattro a cinque emivite per la completa eliminazione di un farmaco. Ogni farmaco ha un proprio t/2 ed è un importante parametro farmacocinetico che guida il regime di dosaggio.

Aiuta a calcolare le dosi di carico e di mantenimento di un farmaco. Indica inoltre la durata d'azione di un farmaco.

L'emivita biologica è il tempo necessario affinché la quantità totale di farmaco nell'organismo si riduca alla metà.

.11. Definire la dose fissa, la dose individuale e la dose di carico.

A. Dose fissa

Nel caso di farmaci ragionevolmente sicuri, una dose fissa del farmaco è adatta alla maggior parte dei pazienti, ad esempio analgesici come il paracetamolo: da 500 a 1000 mg ogni 6 ore è la dose abituale per gli adulti.

Dose individualizzata Per alcuni farmaci, soprattutto quelli con un basso margine di sicurezza, la dose deve essere "adattata" alle esigenze di ciascun paziente, ad esempio gli anticonvulsivanti e gli antiaritmici.

Dose di carico Nelle situazioni in cui le concentrazioni plasmatiche target devono essere raggiunte rapidamente, una dose di carico/bolo del farmaco rappresenta l'inizio del trattamento.

Una dose di carico è una singola dose elevata o una serie di dosi ripetute rapidamente, somministrate per raggiungere rapidamente la concentrazione target, ad esempio l'eparina somministrata come dose in bolo da 5000 UI. Una volta raggiunto il livello target, una dose di mantenimento è sufficiente per "mantenere il livello del farmaco" e bilanciare l'eliminazione.

Lo svantaggio della dose di carico è che il paziente è rapidamente esposto ad alte concentrazioni di farmaco che possono causare tossicità.

.12. Metodi per prolungare la durata d'azione

A. In diverse situazioni può essere auspicabile utilizzare farmaci a lunga durata d'azione. Ma quando tali farmaci non sono disponibili, la durata d'azione dei farmaci disponibili può essere prolungata.

La durata d'azione dei farmaci può essere prolungata interferendo con i processi farmacocinetici, vale a dire

1. rallentando l'assorbimento.
2. utilizzando un derivato più legato alle proteine plasmatiche.
3. inibendo il metabolismo.
4. ritardare l'escrezione

3. FARMACODINAMICA

1. definire la potenza del farmaco

A. La quantità di farmaco necessaria per produrre una risposta indica la potenza. Ad esempio, 1 mg di bumetanide produce la stessa diuresi di 50 mg di frusemide. Pertanto la bumetanide è più potente della frusemide.

2 Definire l'efficacia del farmaco.

A. Efficacia massima L'efficacia indica la risposta massima che può essere prodotta da un farmaco, ad esempio la frusemide produce una potente diuresi, non prodotta da alcuna dose di amiloride.

3. dose teraupetica

A. Le curve di risposta alla dose per le diverse azioni di un farmaco possono essere diverse. Così il salbutamolo può avere una DRC per la broncodilatazione e un'altra per la tachicardia.

4 Dose letale mediana

A. La dose letale mediana (DL50) è la dose letale per il 50% della popolazione.

5. dose efficace mediana

A. La dose efficace mediana (ED50) è la dose che produce un effetto desiderato nel 50% della popolazione in esame.

6 Indice terautico

A. L'indice terapeutico (TI) è il rapporto tra la dose letale mediana e la dose efficace mediana.

L'indice terapeutico dà un'idea della sicurezza del farmaco.

- Più alto è il TI, più sicuro è il farmaco
- Il TI varia da specie a specie
- Perché un farmaco sia considerato ragionevolmente sicuro, il suo TI deve essere >1

- La penicillina ha un TI elevato, mentre il litio e la digossina hanno un TI basso.
- Il TI può essere diverso per ogni azione di un farmaco. Ad esempio, il TI dell'aspirina usata per il mal di testa è diverso dal suo TI per l'infiammazione.

7 Sinergismo e antagonismo

A. Quando due o più farmaci vengono somministrati contemporaneamente, l'effetto può essere additivo, sinergico o antagonista.

Effetto additivo L'effetto di due o più farmaci viene sommato e l'effetto totale è uguale alla somma delle loro azioni individuali.

Esempi sono l'efedrina con la teofillina nell'asma bronchiale; il protossido di azoto e l'etere come anestetici generali.

Sinergismo Quando l'azione di un farmaco è potenziata o facilitata da un altro farmaco, la combinazione è sinergica.

In greco, ergon = lavoro; syn = con. In questo caso, l'effetto totale della combinazione è maggiore della somma dei loro effetti indipendenti.

Si parla spesso di effetto di "potenziamento" o "sovra-additivo". Esempi di combinazione sinergica sono: - acetilcolina + fisostigmina - levodopa + carbidopa.

Antagonismo Un farmaco che si oppone o inibisce l'azione di un altro è antagonista.

In base al meccanismo, l'antagonismo può essere

- Antagonismo chimico
- Antagonismo fisiologico
- Antagonismo a livello recettoriale - Reversibile (Competitivo) - Irreversibile

8 . Prodrug e fornire esempi.

A. Il profarmaco è una forma inattiva del farmaco che viene metabolizzata nell'organismo fino a diventare il derivato attivo.

Un prodrug può superare alcuni degli svantaggi delle forme convenzionali di somministrazione del farmaco.

Ad esempio: La levodopa attraversa la barriera emato-encefalica e viene poi convertita in dopamina.

9 .fattori che influenzano la biodisponibilità

A. 1. Disintegrazione e dissoluzione del tempo
2. Formulazione
3. Dimensione delle particelle
4. Solubilità lipidica
5. pH e ionizzazione
6. Area e vascolarizzazione della superficie assorbente
7. Motilità gastrointestinale
8. Presenza di cibo
9. Metabolismo
10. Malattie

10 Citare i fattori che modificano l'azione dei farmaci.

A. La stessa dose di un farmaco può produrre diversi gradi di risposta in pazienti diversi e persino nello stesso paziente in situazioni diverse.

Vari fattori modificano il dosaggio e l'azione del farmaco. I fattori che modificano gli effetti dei farmaci sono classificati a grandi linee come segue:

1. Fattori farmacologici

a. Via di somministrazione
b. Presenza di altri farmaci
c. Cumulo
d. Dose
e. Placebo

2. **Fattori del paziente**

a. Età

b. Peso corporeo

c. Il sesso

d. Specie e razza

e. Ambiente

f. Fattori genetici.

11 .Farmacodinamica

A. La farmacodinamica è lo studio delle azioni dei farmaci sull'organismo e dei loro meccanismi d'azione.

12 .placebo

A. È un farmaco fittizio privo di effetto farmacologico. Sostanze come l'amido e il lattosio sono utilizzate come placebo.

Gli usi del placebo sono i seguenti:

1. Vengono utilizzati per alleviare sintomi soggettivi come ansia, cefalea, tremori, dolore e insonnia.

2. Vengono utilizzati negli studi clinici per ridurre al minimo i pregiudizi. I fattori che influenzano l'effetto placebo sono i seguenti: 1. Fattori del paziente:

I pazienti con sintomi nevrotici rispondono ai placebo.

3. Fattori farmacologici: La risposta al placebo può essere influenzata dalla presentazione o dalla via di somministrazione del farmaco.

Ad esempio: Le compresse colorate, come quelle rosse, blu e verdi, e i preparati iniettabili danno una migliore preparazione al placebo.

4. Fattori del medico: La personalità del medico, la motivazione, il processo di istruzione, il rapporto medico-paziente sono fattori importanti che influenzano la risposta a un placebo.

4. REAZIONI AVVERSE AI FARMACI

1. Effetti collaterali

A. Gli effetti collaterali sono effetti indesiderati di un farmaco che sono un'estensione degli effetti farmacologici e si manifestano con la dose terapeutica del farmaco.

Sono prevedibili, comuni e possono verificarsi in tutte le persone, ad esempio ipoglicemia dovuta all'insulina; ipokaliemia in seguito a frusemide.

2. Effetti tossici

A. Gli effetti tossici si manifestano con dosi più elevate di farmaco e possono essere gravi, ad esempio la morfina provoca depressione respiratoria in caso di sovradosaggio.

3. Intolleranza

A. Intolleranza L'intolleranza ai farmaci è l'incapacità di una persona di tollerare un farmaco ed è imprevedibile.

I pazienti mostrano una risposta esagerata anche a piccole dosi di farmaco.

In alcuni pazienti si può riscontrare una disfunzione dopo una singola dose di streptomicina. L'intolleranza può essere anche qualitativa, ad esempio idiosincrasia e reazioni allergiche.

4. Idiosincrasia

A. L'idiosincrasia è una reazione anomala geneticamente determinata a un farmaco, ad esempio la primachina e le sulfonamidi inducono emolisi nei pazienti con deficit di G6PD; alcuni pazienti mostrano eccitazione con i barbiturici.

Inoltre, alcune risposte come l'agranulocitosi indotta da cloramfenicolo, per le quali non è noto un background genetico definito, sono incluse nella categoria delle idiosincrasie.

In alcuni casi la persona può essere altamente sensibile anche a basse dosi di un farmaco (ad esempio, una singola dose di chinino può produrre cinchonismo in alcuni) o altamente insensibile anche ad alte dosi del farmaco.

.5. Reazioni allergiche

A. Le reazioni allergiche ai farmaci sono reazioni immunologicamente mediate che non sono correlate agli effetti terapeutici del farmaco.

Il farmaco o il suo metabolita agisce come un antigene per indurre la formazione di anticorpi. La successiva esposizione al farmaco può provocare reazioni allergiche.

Le manifestazioni dell'allergia si manifestano principalmente sugli organi bersaglio: pelle, tratto respiratorio, tratto gastrointestinale, sangue e vasi sanguigni.

.6. Tipi di reazioni allergiche

A. Reazione di tipo I (anafilattica)

Reazioni citolitiche di tipo II

Reazione di tipo III di Arthus

Tipo IV Tipo IV (ipersensibilità ritardata)

.7. Teratogenicità

A. La teratogenicità è la capacità di un farmaco di causare anomalie fetali se somministrato a una donna in gravidanza.

Teratos in greco significa mostro.

Il sedativo talidomide, assunto all'inizio della gravidanza per alleviare le nausee mattutine, ha portato alla nascita di migliaia di bambini con focomelia (arti a foca).

Il disastro della talidomide (1958-61) aprì gli occhi alle autorità preposte all'autorizzazione dei farmaci e diverse nazioni resero obbligatoria l'esecuzione di rigorosi test di teratogenicità prima dell'approvazione di un nuovo farmaco.

A seconda della fase della gravidanza in cui viene somministrato il teratogeno, esso può produrre diverse anomalie.

(i) Concepimento fino a 16 giorni-Solitamente resistente agli effetti teratogeni. Se colpita, si verifica l'aborto.

(ii) Periodo di organogenesi (da 17 a 55 giorni di gestazione) - Periodo più vulnerabile; si verificano gravi anomalie fisiche.

(iii) Il periodo fetale, dal 56° giorno in poi, è il periodo della crescita e dello sviluppo, da cui derivano anomalie funzionali e di sviluppo.

8. Interazione tra farmaci

A. Definizione L'interazione farmacologica è l'alterazione della durata o dell'entità degli effetti farmacologici di un farmaco da parte di un altro farmaco. Quando due o più farmaci vengono somministrati contemporaneamente, la risposta può essere maggiore o minore della somma dei loro effetti individuali.

Tali risposte possono essere benefiche o dannose.

Per esempio, nell'ipertensione si usa una combinazione di farmaci: idralazina + propranololo per la loro interazione benefica. Ma le interazioni indesiderate tra i farmaci possono provocare una grave tossicità.

SEZIONE II

SISTEMA NERVOSO AUTONOMO

1. Sistema colinergico
2. .farmaci anticolinergici
3. .rilassanti della muscolatura scheletrica
4. Sistema adrenergico
5. .farmaci adrenergici
6. Antagonisti adrenergici

SISTEMA COLINERGICO

1 . **Indicare alcuni ossimi.**

A.Gli ossimi sono riattivatori della colinesterasi utilizzati per ripristinare la trasmissione neuromuscolare nei casi di avvelenamento da organofosforo, ma il loro uso è secondario rispetto all'atropina.

Alcuni esempi di ossime sono i seguenti:

1. Pralidossima (2-PAM)
2. Obidoxima
3. Monossima di diacetile (DAM) l

La pralidossima e l'obidossima sono utilizzate nel trattamento dell'avvelenamento da organofosforo.

Devono essere somministrati entro poche ore (, 24 h) dall'avvelenamento, preferibilmente immediatamente.

2 .nome Farmaci colinergici

A. I farmaci colinergici possono essere classificati come:

1. Esteri della colina

Acetilcolina

Metacolina

Carbachol

Betanechol

2. Alcaloidi colinomimetici

Pilocarpina

Muscarine

3. Anticolinesterasi reversibili

Neostigmina

Fisostigmina

Piridostigmina

Ambenonio

Edrofonio

Composti organofosforici irreversibili

3 Ruolo dell'atropina nell'avvelenamento da organofosforo

Ans. 1 L'atropina è utilizzata nel trattamento dell'avvelenamento da organofosforo e da funghi.

L'atropina è molto efficace nel contrastare i sintomi muscarinici prodotti dai composti organofosforici.

A dosi elevate antagonizza anche gli effetti centrali. Per questi motivi l'atropina viene utilizzata nell'avvelenamento da organofosforo.

4 Neostigmina

Ans. 1 La neostigmina è un agente anticolinesterasico sintetico reversibile.

Le sue azioni sono più pronunciate su NMJ, GIT e vescica che su CVS o occhio.

Sui muscoli scheletrici ha un'azione sia diretta che indiretta. Farmacocinetica La neostigmina 1 è scarsamente assorbita per via orale. 1 non penetra nella cornea né attraversa la barriera emato-encefalica.

Viene parzialmente idrolizzato e parzialmente escreto immutato nelle urine.

Usi terapeutici 1 Miastenia grave: Neostigmina 15 mg per via orale ogni 6 ore 1 Ileo paralitico postoperatorio o ritenzione urinaria:

Neostigmina 0,5-1 mg SC 1 Decurarizzazione postoperatoria: Neostigmina 0,5-2 mg SC 1 Morso di cobra: Viene somministrata neostigmina insieme all'atropina.

5 Avvelenamento da organofosforo Trattamento

1. A. Se l'avvelenamento avviene per via cutanea, rimuovere gli indumenti e lavare la pelle con acqua e sapone; se l'avvelenamento avviene per via orale, effettuare una lavanda gastrica.

2. Mantenere la pressione sanguigna e le vie aeree libere.

3. Il farmaco di scelta è l'atropina IV 2 mg ogni 10 minuti fino alla dilatazione della pupilla. La dose massima può variare da 50 a 100 mg o più, a seconda della gravità dell'avvelenamento. Il trattamento deve essere attentamente monitorato a causa del rischio di ricomparsa dei sintomi dovuto al ritardo nell'assorbimento dei composti OP.

4. Riattivatori della colinesterasi: pralidossima, obidossima, diacetilmonossima. Questi composti ossimici si combinano immediatamente con l'organofosfato della colinesterasi, perché il complesso subisce un "invecchiamento" e l'enzima non può essere rilasciato.

Il complesso diventa più stabile con la perdita di un gruppo chimico e questo è responsabile dell'"invecchiamento".

I riattivatori della colinesterasi non sono utili in caso di avvelenamento da composti carbammati, perché questi composti non hanno un sito libero per il legame degli ossimi.

Inoltre, la pralidossima stessa ha una debole attività anticolinesterasica, soprattutto a dosi elevate.

In caso di avvelenamento grave, i risultati migliori si ottengono con 1-2 g di pralidossima somministrata per via endovenosa entro cinque minuti dall'avvelenamento.

In pratica, però, è piuttosto raro che un paziente riceva un trattamento così rapido in pochi minuti, soprattutto nelle zone rurali, e i riattivatori della colinesterasi vengono provati fino a qualche ora (massimo 24 ore) dopo l'avvelenamento, per rilasciare il legame e liberare l'enzima AChE.

In questo modo riattivano l'enzima colinesterasi. Devono essere somministrati preferibilmente entro pochi minuti dall'avvelenamento.

FARMACI ANTICOLINERGICI

1. **Farmaci anticolinergici**

1. A. Alcaloidi naturali

Atropina, ioscina (scopolamina)

2. Derivati semisintetici Omatropina, ipratropio bromuro, tiotropio bromuro

3. Sostituti sintetici

- Midriatici Eucatropina, ciclopentolato, tropicamide
- Agenti antispastici-antisecretori Propantelina, diciclomina

2. **. Razionale dell'uso dell'atropina nella medicazione preanestetica**

Ans. L'atropina è utilizzata come farmaco preanestetico.

1: Se somministrata 30 minuti prima dell'anestesia, l'atropina riduce le secrezioni salivari e respiratorie. Ciò impedisce lo sviluppo del laringospasmo.

2: Previene la bradicardia durante l'intervento chirurgico.

3: Agisce come broncodilatatore, riduce il rischio di asma correlato allo shock anafilattico. Il glicopirronio, ad esempio, è utilizzato soprattutto come farmaco preanestetico.

3. **: Qual è il meccanismo d'azione principale dei farmaci anticolinergici?**

R: I farmaci anticolinergici agiscono principalmente bloccando gli effetti dell'acetilcolina, un neurotrasmettitore che svolge un ruolo nella trasmissione degli impulsi nervosi. Inibendo l'acetilcolina, questi farmaci influenzano vari processi fisiologici.

4. **In quali condizioni mediche sono comunemente utilizzati i farmaci anticolinergici?**

R: I farmaci anticolinergici sono utilizzati in diverse condizioni mediche, tra cui asma, broncopneumopatia cronica ostruttiva (BPCO), vescica iperattiva, sindrome dell'intestino irritabile (IBS) e morbo di Parkinson.

5. Quali sono gli effetti collaterali comuni dei farmaci anticolinergici?

R: Gli effetti collaterali comuni possono includere secchezza delle fauci, visione offuscata, costipazione, ritenzione urinaria, confusione e aumento della frequenza cardiaca. Questi effetti collaterali possono variare a seconda del farmaco specifico e del suo dosaggio.

6. I farmaci anticolinergici possono essere utilizzati per trattare le allergie?

R: Sì, i farmaci anticolinergici sono talvolta utilizzati per alleviare i sintomi delle allergie, come starnuti, naso che cola e prurito. Possono essere presenti in alcuni spray nasali o farmaci orali.

7. Esistono controindicazioni o precauzioni associate ai farmaci anticolinergici?

R: Sì, i farmaci anticolinergici possono non essere adatti a soggetti con determinate condizioni mediche, come il glaucoma, la ritenzione urinaria o alcune patologie cardiache. È importante consultare un operatore sanitario per determinare l'appropriatezza di questi farmaci per un particolare individuo.

8. Che impatto hanno i farmaci anticolinergici sulla funzione cognitiva?

R: I farmaci anticolinergici possono avere effetti sulla funzione cognitiva, soprattutto negli anziani. Un uso prolungato o dosi più elevate possono essere associate a un aumento del rischio di deterioramento cognitivo e demenza. Si tratta di una considerazione importante, soprattutto nella popolazione anziana.

9. Gli anticolinergici possono interagire con altri farmaci?

R: Sì, i farmaci anticolinergici possono interagire con altri farmaci, causando potenzialmente un aumento degli effetti collaterali o una riduzione dell'efficacia. È fondamentale che gli operatori sanitari siano a conoscenza dell'elenco completo dei farmaci del paziente per evitare potenziali interazioni.

10. Esistono alternative ai farmaci anticolinergici per determinate condizioni?

R: In alcuni casi, possono essere presi in considerazione farmaci alternativi o approcci non farmacologici. Ad esempio, si possono prendere in considerazione modifiche dello stile di vita, terapia fisica o altre classi di farmaci, in base alla condizione specifica e alle caratteristiche del singolo paziente.

È essenziale notare che i dettagli specifici possono variare a seconda del singolo farmaco della classe anticolinergica e della storia medica specifica del paziente. Per informazioni e indicazioni personalizzate sull'uso dei farmaci anticolinergici, consultare sempre un professionista della salute.

11. Spiegare il razionale dell'uso della pralidossima nell'avvelenamento da organofosforo.

Ans. La pralidossima e l'obidossima sono utilizzate nel trattamento dell'avvelenamento da organofosforo.

Questi composti si combinano con il complesso organofosfato della colinesterasi, rilasciano il legame e liberano l'enzima AChE.

Devono essere somministrati entro poche ore (, 24 ore) dall'avvelenamento, preferibilmente subito perché il complesso subisce un invecchiamento e quindi l'enzima non può essere rilasciato.

SISTEMA ADRENERGICO E FARMACI

1. Efedrina

L'efedrina è un alcaloide ottenuto dall'Efedra vulgaris.

Agisce principalmente in modo indiretto, ma ha una certa azione diretta sui recettori a e b. lLe iniezioni ripetute producono tachifilassi principalmente perché il pool neuronale di NA disponibile per lo spostamento è ridotto.

È resistente alle MAO, quindi è efficace per via orale. l Attraversa il cervello ed è uno stimolante del SNC.

Ha azione vasocostrittrice, stimolante cardiaca, decongestionante nasale, broncodilatatrice e midriatica.

L'efedrina è oggi sostituita da farmaci più selettivi e viene occasionalmente utilizzata nell'asma bronchiale cronica lieve e per l'ipotensione durante l'anestesia spinale.

2. Anfetamina

A. L'anfetamina è un composto sintetico con lo stesso profilo farmacologico dell'efedrina. È attiva per via orale e ha una lunga durata (4-6 ore). l Le azioni sul SNC sono più prominenti, la massima selettività è esibita dalla destroamfetamina e dalla metamfetamina, che alle dosi abituali producono pochi effetti periferici.

Gli effetti centrali comprendono vigilanza, aumento della concentrazione e della capacità di attenzione, euforia, loquacità e aumento della capacità lavorativa.

3. . Prazocina

A. La prazocina è il primo dei bloccanti a1 altamente selettivi con un rapporto di selettività a1: a2 di 1000:1. Blocca la vasocostrizione mediata dal sistema simpatico e produce un calo della pressione arteriosa accompagnato solo da una lieve tachicardia.

La prazocina dilata le arteriole più delle vene.

4: Qual è la funzione principale del sistema adrenergico?

A. Il sistema adrenergico regola la risposta "lotta o fuga" dell'organismo. Svolge un ruolo fondamentale nella risposta allo stress rilasciando noradrenalina ed epinefrina, che agiscono su vari organi e tessuti, preparando l'organismo all'azione.

5: Quali sono i principali tipi di recettori adrenergici?

A. Esistono due tipi principali di recettori adrenergici: i recettori alfa-adrenergici e i recettori beta-adrenergici. Ciascun tipo è ulteriormente suddiviso in sottotipi (alfa-1, alfa-2, beta-1, beta-2 e beta-3) e sono localizzati in tessuti diversi, con effetti fisiologici diversi.

6: In che modo i recettori alfa-adrenergici differiscono dai recettori beta-adrenergici?

A: I recettori alfa-adrenergici mediano principalmente risposte come la vasocostrizione (restringimento dei vasi sanguigni) e l'aumento della contrazione della muscolatura liscia, mentre i recettori beta-adrenergici mediano risposte come l'aumento della frequenza cardiaca, la broncodilatazione e la vasodilatazione in alcuni vasi sanguigni.

7: Cosa sono gli agonisti e gli antagonisti adrenergici?

A: Gli agonisti adrenergici sono sostanze che attivano i recettori adrenergici, imitando gli effetti della noradrenalina e dell'epinefrina. Gli antagonisti adrenergici, invece, bloccano l'azione di questi neurotrasmettitori, inibendo la risposta mediata dai recettori adrenergici.

8: Come vengono utilizzati i beta-bloccanti nella pratica medica?

A: I beta-bloccanti, o antagonisti beta-adrenergici, sono comunemente usati per trattare condizioni come l'ipertensione (pressione alta), l'angina (dolore al petto) e alcune aritmie cardiache. Agiscono bloccando gli effetti della noradrenalina e dell'epinefrina sui recettori beta, riducendo la frequenza cardiaca e la pressione sanguigna.

9: Quale ruolo svolge il sistema adrenergico nell'apparato respiratorio?

A: I recettori beta-2 adrenergici nei polmoni mediano la broncodilatazione, aiutando ad aprire le vie aeree. I farmaci che stimolano questi recettori sono utilizzati per trattare patologie come l'asma e la broncopneumopatia cronica ostruttiva (BPCO).

10: In che modo il sistema adrenergico contribuisce alla regolazione della pressione sanguigna?

A: Il sistema adrenergico influenza la pressione sanguigna regolando il diametro dei vasi sanguigni. La stimolazione dei recettori alfa-1 porta alla vasocostrizione, aumentando la pressione sanguigna, mentre l'attivazione dei recettori beta-2 provoca la vasodilatazione, diminuendo la pressione sanguigna.

11: Il sistema adrenergico può essere utilizzato per il trattamento dell'insufficienza cardiaca?

A: Sì, i farmaci che agiscono sul sistema adrenergico, come i beta-bloccanti e alcuni agenti inotropi, sono utilizzati nel trattamento dell'insufficienza cardiaca. Questi farmaci mirano a migliorare la funzione cardiaca e a ridurre il carico di lavoro del cuore.

12: : Quali sono i potenziali effetti collaterali degli agonisti e antagonisti adrenergici?

A: Gli effetti collaterali possono variare a seconda del farmaco specifico e del sottotipo di recettore preso di mira. Gli effetti collaterali più comuni possono includere variazioni della frequenza cardiaca, della pressione sanguigna e della funzione respiratoria. Gli effetti avversi possono riguardare anche il sistema nervoso, il sistema gastrointestinale e i processi metabolici.

Per informazioni e indicazioni personalizzate sull'uso di farmaci che agiscono sul sistema adrenergico, consultare sempre un professionista della salute.

13: .nominare due betabloccanti

A. Propanlolo

Metanololo

Atenololo

14: .nome due alfa-bloccanti

A. Prazosina

Terazosina

SEZIONE III

SISTEMA NERVOSO CENTRALE

1. ANESTETICI LOCALI
2. ANESTETICI GENERALI
3. ALCOLI ETILICI E METILICI
4. SEDATIVI/IPNOTICI
5. FARMACI ANTIEPILETTICI
6. FARMACI ANTIPARKINSONIANI
7. FARMACI ANTIPSICOTICI E ANSIOLITICI
8. ANALGESICI OPPIOIDI

ANESTETICI LOCALI

1: Come funzionano gli anestetici locali?

A: Gli anestetici locali agiscono bloccando i segnali nervosi in un'area specifica del corpo. A tal fine, inibiscono il flusso di ioni sodio attraverso le membrane delle cellule nervose, impedendo la generazione e la propagazione dei potenziali d'azione che trasmettono i segnali di dolore.

2: Quali sono i principali tipi di anestetici locali?

A: Gli anestetici locali possono essere classificati in due gruppi principali: anestetici locali esteri (ad esempio, procaina) e anestetici locali ammidici (ad esempio, lidocaina, bupivacaina). La classificazione si basa sulla struttura chimica dei farmaci.

3: Come vengono somministrati gli anestetici locali?

A: Gli anestetici locali possono essere somministrati per via topica (applicati sulla pelle o sulle mucose), per infiltrazione (iniettati direttamente nel tessuto), attraverso blocchi nervosi (iniettati in prossimità dei nervi per bloccare la sensazione in un'area specifica) o per via endovenosa per alcune procedure mediche.

4: Qual è la differenza tra anestesia locale e generale?

A: L'anestesia locale è mirata a un'area specifica del corpo, intorpidendo solo quella regione, mentre l'anestesia generale induce una perdita reversibile di coscienza e di sensazioni in tutto il corpo. L'anestesia locale viene spesso utilizzata per interventi chirurgici minori, lavori dentistici o per la gestione del dolore.

5: Esistono potenziali effetti collaterali o complicazioni associate agli anestetici locali?

A: Sebbene gli anestetici locali siano generalmente sicuri, possono verificarsi delle complicazioni. I possibili effetti collaterali includono reazioni allergiche, irritazione dei tessuti nel sito di iniezione e tossicità sistemica se il farmaco viene assorbito nel flusso sanguigno in quantità eccessive.

6: Gli anestetici locali possono essere utilizzati durante la gravidanza?

A: Molti anestetici locali, se usati in modo appropriato, sono considerati sicuri durante la gravidanza. Tuttavia, la scelta dell'anestetico e il momento della somministrazione devono essere considerati con attenzione ed è essenziale che le persone in gravidanza discutano i potenziali rischi e benefici con i loro operatori sanitari.

7: Quanto dura l'effetto di un anestetico locale?

A: La durata d'azione varia a seconda dello specifico anestetico locale utilizzato. Alcuni forniscono un sollievo a breve termine (ad esempio, la lidocaina), mentre altri hanno una durata maggiore (ad esempio, la bupivacaina). L'aggiunta di vasocostrittori, come l'epinefrina, all'anestetico locale può inoltre prolungarne l'effetto riducendo il flusso sanguigno e l'assorbimento sistemico.

8: Gli anestetici locali possono essere utilizzati per la gestione del dolore cronico?

A: Sì, gli anestetici locali, in particolare sotto forma di blocchi nervosi o iniezioni epidurali, possono essere utilizzati come parte di un approccio globale alla gestione delle condizioni di dolore cronico. Possono fornire un sollievo temporaneo e aiutare a diagnosticare la fonte del dolore.

9: Esistono controindicazioni all'uso di anestetici locali?

A: Le controindicazioni possono includere allergie all'anestetico locale specifico, determinate condizioni mediche o interazioni farmacologiche. È fondamentale che gli operatori sanitari valutino l'anamnesi dell'individuo e adattino la scelta dell'anestetico locale di conseguenza.

Per informazioni e indicazioni personalizzate sull'uso degli anestetici locali, consultare sempre un operatore sanitario, tenendo conto delle condizioni di salute individuali e della procedura o del trattamento specifico da intraprendere.

10: Nome di 2 anestetici locali

A. I. Iniettabile

1. Procaina a breve durata d'azione, cloroprocaina
2. Lignocaina, prilocaina ad azione intermedia
3. Tetracaina a lunga durata d'azione (ametocaina), bupivacaina, dibucaina, ropivacaina, etidocaina

11: .usi degli anestetici locali

A. anestesia di superficie

Anestesia per infiltrazione

Blocco nervoso

Blocco di campo

Anestesia spinale

Anestesia epidurale

ANESTETICI GENERALI

1: Come funzionano gli anestetici generali?

A: Gli anestetici generali agiscono sul sistema nervoso centrale, in particolare sul cervello. Inducono uno stato di incoscienza, amnesia, analgesia (sollievo dal dolore) e rilassamento muscolare alterando l'attività dei neurotrasmettitori nel cervello.

2: Quali sono i principali tipi di anestetici generali?

A: Gli anestetici generali possono essere somministrati per inalazione (anestetici inalatori come il protossido di azoto o liquidi volatili) o per via endovenosa (anestetici endovenosi come il propofol). Spesso si utilizza una combinazione di farmaci per ottenere gli effetti desiderati.

3: Come viene monitorata la profondità dell'anestesia durante l'intervento?

A: La profondità dell'anestesia viene monitorata utilizzando vari parametri, tra cui i segni vitali (frequenza cardiaca, pressione sanguigna, saturazione dell'ossigeno), l'elettroencefalogramma (EEG) e i livelli di anidride carbonica end-tidal (ETCO2). Queste misurazioni aiutano gli anestesisti a regolare il dosaggio dell'anestesia per mantenere un livello adeguato di incoscienza.

4: Quali sono i potenziali effetti collaterali o rischi associati all'anestesia generale?

A: Sebbene l'anestesia generale sia generalmente sicura, esistono potenziali rischi ed effetti collaterali, tra cui reazioni allergiche, problemi respiratori e complicazioni cardiovascolari. Raramente, durante l'intervento si può avere una sensazione di consapevolezza, in cui si riprende temporaneamente conoscenza.

5: Quanto dura l'effetto dell'anestesia generale?

A: La durata dell'anestesia generale varia a seconda dei farmaci specifici utilizzati e della natura della procedura chirurgica. Alcuni interventi richiedono solo un breve periodo di anestesia, mentre altri possono comportare una somministrazione più prolungata.

6: Esistono considerazioni sull'uso dell'anestesia generale in alcune popolazioni, come gli anziani o i bambini?

A: Sì, occorre tenere conto delle popolazioni vulnerabili. Gli anziani possono essere più sensibili agli anestetici e i bambini possono richiedere dosaggi adeguati all'età. Gli anestesisti adattano attentamente il piano di anestesia al singolo paziente, tenendo conto di fattori quali l'età, lo stato di salute generale e l'anamnesi.

7: L'anestesia generale può avere effetti a lungo termine sulle funzioni cognitive?

A: Sono in corso ricerche sui potenziali effetti a lungo termine dell'anestesia generale sulle funzioni cognitive. Alcuni studi suggeriscono un legame tra anestesia e declino cognitivo negli anziani, ma sono necessarie ulteriori ricerche per stabilire il nesso di causalità e identificare i potenziali fattori di rischio.

8: Che cos'è la "valutazione pre-anestetica" e perché è importante?

A: La valutazione pre-anestesiologica è una valutazione approfondita condotta da un anestesista prima dell'intervento. Comporta la revisione dell'anamnesi del paziente, l'esecuzione di un esame fisico e la valutazione di eventuali rischi o controindicazioni potenziali. Questa valutazione consente di adattare il piano di anestesia al singolo paziente e di ridurre al minimo le potenziali complicazioni.

9: Alcune condizioni mediche possono influenzare la scelta dell'anestesia generale? A: Sì, alcune condizioni mediche, come problemi cardiovascolari o respiratori, possono influenzare la scelta dell'anestesia generale. Gli anestesisti considerano attentamente lo stato di salute generale del paziente e le eventuali condizioni preesistenti nel determinare il piano di anestesia più appropriato.

Per informazioni e indicazioni personalizzate sull'uso degli anestetici generali, consultare sempre un professionista della salute, tenendo conto delle condizioni di salute individuali e della specifica procedura chirurgica da intraprendere.

10: Menzionare i vantaggi e gli svantaggi dell'etere come anestetico generale.

Ans. L'etere è un liquido altamente volatile e incolore.

Poiché è infiammabile all'aria ed esplosivo con l'ossigeno, non deve essere utilizzato quando si usa la cauterizzazione per gli interventi chirurgici. Circa l'85-90% del farmaco viene escreto attraverso i polmoni.

Stimola il sistema simpatico provocando un aumento della frequenza cardiaca e deprimendo il nervo vago.

La pressione arteriosa si riduce nei piani più profondi dell'anestesia. I movimenti respiratori aumentano dapprima a causa della stimolazione del centro respiratorio e successivamente diminuiscono con l'approfondirsi dell'anestesia.

Stimola la salivazione, per cui si consiglia la premedicazione con atropina. È irritante per le vie respiratorie e produce tosse e spasmo laringeo.

Induce analgesia, seguita da eccitazione e poi anestesia.

Aumenta la pressione del liquor e i livelli di glucosio nel sangue. Produce nausea e vomito postoperatori nel 50% dei pazienti.

Vantaggi dell'etere Buon anestetico potente e affidabile.

Gli effetti sulle funzioni cardiovascolari e respiratorie non sono significativi. I riflessi sono ben conservati.

ALCOLI ETILICI E METILICI

1: Cosa sono l'alcol etilico (etanolo) e l'alcol metilico (metanolo)?

A: L'alcol etilico, o etanolo, è un tipo di alcol che si trova comunemente nelle bevande alcoliche. Viene utilizzato anche in varie applicazioni industriali, mediche e domestiche. L'alcol metilico, o metanolo, è un altro tipo di alcol utilizzato per scopi industriali, ma è altamente tossico e non deve essere consumato.

2: Come si differenziano gli alcoli etilici e metilici in termini di tossicità?

A: L'alcol etilico (etanolo) è generalmente sicuro per il consumo in quantità moderate, poiché viene metabolizzato dall'organismo in sostanze meno tossiche. L'alcol metilico (metanolo), invece, è altamente tossico e può causare gravi problemi di salute, tra cui cecità e morte, se ingerito.

3: Quali sono gli usi comuni dell'alcol etilico (etanolo)?

A: L'alcol etilico ha diversi usi, tra cui quello di bevanda ricreativa, di solvente nella produzione di farmaci e cosmetici e di combustibile. Viene utilizzato anche nell'industria alimentare come agente aromatizzante e in campo medico come antisettico.

4: Quali sono i pericoli del consumo di metanolo (alcol metilico)?

A: Il metanolo è estremamente tossico se ingerito. Può causare sintomi come nausea, vomito, mal di testa, vertigini e, nei casi più gravi, può portare a cecità, insufficienza d'organo e morte. L'avvelenamento da metanolo richiede l'intervento immediato di un medico.

5: Il metanolo si trova nelle bevande alcoliche?

A: Il metanolo non viene aggiunto intenzionalmente alle bevande alcoliche, ma può essere presente in piccole quantità come sottoprodotto di processi di distillazione o fermentazione impropri. Le bevande alcoliche illegali o fatte in casa possono rappresentare un rischio maggiore di contaminazione da metanolo.

6: Come viene metabolizzato l'etanolo nell'organismo?

A: L'etanolo viene metabolizzato nel fegato da enzimi, principalmente l'alcol deidrogenasi. Viene prima convertito in acetaldeide e poi ulteriormente metabolizzato in acetato, che viene infine scomposto in anidride carbonica e acqua. Questa via metabolica favorisce l'eliminazione dell'etanolo dall'organismo.

7: L'etanolo è usato come antisettico?

A: Sì, l'etanolo è comunemente usato come antisettico per disinfettare la pelle e le superfici. Ha proprietà antimicrobiche che lo rendono efficace nell'uccidere batteri e virus.

8: L'alcol etilico (etanolo) può essere utilizzato come carburante?

A: Sì, l'etanolo è utilizzato come biocarburante e viene comunemente miscelato alla benzina. Può essere prodotto da fonti rinnovabili come il mais o la canna da zucchero ed è considerato un'alternativa più ecologica ai tradizionali combustibili fossili.

9: Quali sono i sintomi dell'avvelenamento da metanolo?

A: I sintomi dell'avvelenamento da metanolo comprendono nausea, vomito, dolori addominali, vertigini e mal di testa. Le fasi successive possono comportare disturbi visivi, confusione e potenziale insufficienza d'organo. In caso di sospetto avvelenamento da metanolo, è fondamentale l'intervento immediato di un medico.

10: Esistono differenze nelle strutture chimiche degli alcoli etilici e metilici?

A: Sì, ci sono differenze nella loro struttura chimica. L'etanolo ha due atomi di carbonio, mentre il metanolo ne ha solo uno. Le strutture molecolari di questi alcoli contribuiscono alle loro diverse proprietà ed effetti sul corpo umano.

SEDATIVO IPNOTICO

1. Effetti avversi dei barbiturici

Ans. Gli effetti avversi dei barbiturici sono i seguenti:

1. Gli effetti collaterali più comuni sono sonnolenza, postumi della sbornia, confusione mentale, alterazione delle prestazioni e della capacità di giudizio.

2. Nausea, vomito, diarrea

3. Idiosincrasia-eccitazione

4. Reazioni di ipersensibilità come eruzioni cutanee e gonfiore delle palpebre

5. Tolleranza e dipendenza

6. Dipendenza fisica e psicologica

7. L'uso prolungato di fenobarbitone può causare anemia megaloblastica.

2. Usi delle benzodiazepine

Ans. Le benzodiazepine possono essere utilizzate come

1. ipnotici: utilizzati per accorciare la latenza del sonno e ridurre i risvegli notturni.

2. ansiolitico e per la sedazione diurna.

3. anticonvulsivanti.

4. rilassante muscolare ad azione centrale.

5. Anestetico per via endovenosa utilizzato per indurre, mantenere e integrare l'anestesia.

6. farmaci preanestetici.

7. prima della terapia elettroconvulsivante, del cateterismo cardiaco, delle endoscopie in ostetricia e di molte procedure minori.

8. terapia di astinenza da alcol.

3. Flumazenil

Ans. l Il flumazenil è un antagonista delle benzodiazepine.

Agisce competendo con le benzodiazepine per il recettore e invertendo le azioni depressive o stimolanti.

Abolisce gli effetti ipogeni, psicomotori, cognitivi ed EEG delle benzodiazepine.

L'azione inizia pochi secondi dopo la somministrazione endovenosa e dura 1-2 ore.

Utilizzato principalmente per

1. invertire l'azione della sedazione o dell'anestesia con benzodiazepine e
2. in caso di overdose o avvelenamento da benzodiazepine

4. Classificare i barbiturici

A, Classificazione

1. A lunga durata d'azione: Fenobarbitone, mefobarbitone
2. A breve durata d'azione: Pentobarbitone, secobarbitone, butobarbitone
3. Ad azione ultra breve: Tiopentone sodico, metoesitone
4. Definire i sedativi, gli ipnotici e i tranquillanti.

Ans. Il sedativo è un farmaco che riduce l'eccitabilità e calma il paziente senza indurre il sonno, anche se può indurre sonnolenza.

La sedazione si riferisce alla diminuzione della reattività a qualsiasi livello di stimolazione L'ipnotico è un farmaco che induce o mantiene un sonno simile a quello naturale. Un ipnotico a dosi inferiori agisce come un sedativo.

Tranquillizzante è un termine antico che indica un farmaco che riduce la tensione mentale e produce calma senza indurre il sonno o deprimere le facoltà mentali. È stato utilizzato soprattutto per descrivere gli effetti della reserpina

FARMACI ANTIEPILETTICI

1. La fenotina è controindicata in gravidanza.

Ans. La fenitoina è un farmaco teratogeno.

Se assunta in gravidanza, la fenitoina induce la sindrome fetale da idantoina. 1 Questa sindrome è caratterizzata da 1. labiopalatoschisi, 2. falangi ipoplasiche e 3. microcefalia.

2. Fenobarbitone

Ans. Il fenobarbitone è un importante farmaco di scelta nel trattamento dell'epilessia.

Il fenobarbitone inibisce l'azione neurotrasmettitoriale potenziando i recettori GABA e facilitando così l'apertura dei canali ionici del cloruro.

Il fenobarbitone innalza la soglia delle crisi e quindi previene gli attacchi epilettici. Viene utilizzato nelle crisi tonico-cloniche generalizzate e nelle crisi parziali. 1 È preferito per la sua efficacia e il suo basso costo.

3. Carbamazepina

Ans. La carbamazepina è un farmaco antiepilettico chimicamente correlato all'imipramina. Meccanismo d'azione La carbamazepina modifica le crisi massime da elettroshock e innalza la soglia delle convulsioni da PTZ e da elettroshock.

Prolunga lo stato inattivato del canale Na.

4. Come funzionano i farmaci antiepilettici?

A: I farmaci antiepilettici agiscono stabilizzando le membrane delle cellule nervose e modulando l'attività elettrica dei neuroni. Essi mirano a prevenire l'accensione anomala ed eccessiva dei neuroni che può portare a crisi epilettiche.

5. Quali sono i tipi comuni di crisi che i farmaci antiepilettici trattano?

A: I farmaci antiepilettici sono utilizzati per trattare vari tipi di crisi, tra cui crisi focali (parziali), crisi generalizzate, crisi di assenza e crisi miocloniche. La scelta del farmaco dipende dal tipo specifico di crisi e dalla storia clinica dell'individuo.

6. Esistono diverse classi di farmaci antiepilettici?

A: Sì, i farmaci antiepilettici possono essere classificati in diverse classi in base al loro meccanismo d'azione. Queste classi comprendono i bloccanti dei canali del sodio (ad esempio, la carbamazepina), i farmaci GABAergici (ad esempio, l'acido valproico), i bloccanti dei canali del calcio (ad esempio, l'etosuccimide) e altri.

7. Come si determina il farmaco antiepilettico giusto per un individuo?

A: La scelta del farmaco antiepilettico si basa su fattori quali il tipo di crisi, l'età del paziente, la sua salute generale e le potenziali interazioni farmacologiche. Spesso si tratta di un processo di tentativi ed errori per trovare il farmaco più efficace e ben tollerato.

8. Gli antiepilettici possono interagire con altri farmaci?

A: Sì, gli antiepilettici possono interagire con altri farmaci, compromettendone potenzialmente l'efficacia o causando effetti avversi. È fondamentale che gli operatori sanitari siano a conoscenza dell'elenco completo dei farmaci del paziente per evitare potenziali interazioni farmacologiche.

9. Quali sono i potenziali effetti collaterali dei farmaci antiepilettici?

A: Gli effetti collaterali possono variare a seconda del farmaco specifico, ma quelli più comuni possono includere sonnolenza, vertigini, variazioni di peso e problemi gastrointestinali. Gli effetti collaterali gravi sono meno comuni, ma possono includere tossicità epatica, disturbi del sangue o reazioni cutanee.

10. I farmaci antiepilettici possono essere utilizzati durante la gravidanza?

A: L'uso di farmaci antiepilettici in gravidanza richiede un'attenta considerazione. Alcuni DAE possono comportare rischi per il feto in via di sviluppo, mentre anche le crisi epilettiche incontrollate comportano dei rischi. Gli operatori sanitari devono soppesare i benefici e i rischi, e durante la gravidanza può essere necessario modificare i farmaci.

11. È possibile per una persona affetta da epilessia smettere di assumere farmaci antiepilettici?

A: In alcuni casi, i soggetti affetti da epilessia possono raggiungere un periodo di libertà dalle crisi e, sotto la guida del proprio medico, prendere in considerazione la possibilità di sospendere i farmaci antiepilettici. Tuttavia, questa decisione deve essere presa con cautela e la brusca interruzione può portare a una recidiva delle crisi.

12. I farmaci antiepilettici possono essere utilizzati per patologie diverse dall'epilessia?

A: Sì, alcuni farmaci antiepilettici sono utilizzati per trattare condizioni diverse dall'epilessia, come il dolore neuropatico, il disturbo bipolare e i disturbi dell'umore. I meccanismi d'azione di questi farmaci li rendono utili nella gestione di una serie di condizioni neurologiche e psichiatriche.

13. Quanto è importante l'aderenza ai farmaci nella gestione dell'epilessia?

A: L'aderenza ai farmaci è fondamentale nella gestione dell'epilessia. Il mancato rispetto delle dosi o l'interruzione brusca dei farmaci può portare a crisi epilettiche dirompenti. È essenziale che le persone affette da epilessia assumano i farmaci prescritti secondo le indicazioni del medico curante.

FARMACI ANTIPARKINSONIANI

1: Che cos'è la malattia di Parkinson?

A: La malattia di Parkinson è una patologia neurodegenerativa che colpisce il movimento. È caratterizzata dalla perdita progressiva dei neuroni cerebrali che producono dopamina, con conseguenti sintomi quali tremori, bradicinesia (lentezza dei movimenti), rigidità e instabilità posturale.

2: Come funzionano i farmaci antiparkinsoniani?

A: I farmaci antiparkinsoniani mirano principalmente a ripristinare l'equilibrio dei neurotrasmettitori, in particolare della dopamina, nel cervello. Possono sostituire o imitare la dopamina, inibirne la degradazione o stimolare i recettori della dopamina per alleviare i sintomi motori della malattia di Parkinson.

3: Che cos'è la levodopa e come viene utilizzata nel trattamento del Parkinson?

A: La levodopa è un precursore della dopamina e viene convertita in dopamina nel cervello. È un componente chiave di molti regimi di trattamento della malattia di Parkinson. La levodopa aiuta a reintegrare i livelli di dopamina, alleviando i sintomi motori. Viene spesso associata alla carbidopa per potenziarne l'efficacia.

4: Cosa sono gli agonisti della dopamina nel trattamento del Parkinson?

A: Gli agonisti della dopamina sono farmaci che stimolano direttamente i recettori della dopamina nel cervello. Imitano l'azione della dopamina, contribuendo a migliorare i sintomi motori. Ne sono un esempio il pramipexolo e il ropinirolo.

5: Esistono farmaci che inibiscono la degradazione della dopamina?

A: Sì, gli inibitori della monoamino ossidasi di tipo B (MAO-B), come la selegilina e la rasagilina, inibiscono la degradazione della dopamina nel cervello. Ciò contribuisce a prolungare gli effetti della dopamina e a gestire i sintomi del Parkinson.

6: Cosa sono i farmaci anticolinergici e come vengono utilizzati nel trattamento del Parkinson?

A: I farmaci anticolinergici, come il triesifenidile, possono essere utilizzati per alleviare i tremori e la rigidità in alcuni pazienti con Parkinson. Agiscono riducendo l'attività dell'acetilcolina, un neurotrasmettitore che può essere squilibrato nella malattia di Parkinson.

7: La stimolazione cerebrale profonda può essere considerata un trattamento per la malattia di Parkinson?

A: Sì, la stimolazione cerebrale profonda (DBS) è un trattamento chirurgico che prevede l'impianto di elettrodi in aree specifiche del cervello. Questi elettrodi forniscono impulsi elettrici per modulare l'attività neuronale anomala e possono essere efficaci per gestire i sintomi in alcuni pazienti con Parkinson.

8: In che modo la scelta dei farmaci varia a seconda delle diverse fasi della malattia di Parkinson?

A: La scelta dei farmaci può variare in base allo stadio della malattia di Parkinson e alla gravità dei sintomi. Nelle fasi iniziali, possono essere sufficienti farmaci come la levodopa o gli agonisti della dopamina. Con il progredire della malattia, può essere necessario modificare i tipi e i dosaggi dei farmaci.

9: Quali sono gli effetti collaterali comuni dei farmaci antiparkinsoniani?

A: Gli effetti collaterali comuni possono includere nausea, vertigini, costipazione e disturbi del sonno. L'uso prolungato di levodopa può portare a fluttuazioni motorie e discinesie (movimenti involontari). La risposta individuale ai farmaci può variare.

10: Quanto è importante il trattamento individualizzato nella gestione della malattia di Parkinson?

A: Il trattamento individualizzato è fondamentale nella gestione della malattia di Parkinson. La scelta dei farmaci, il dosaggio e l'approccio terapeutico devono essere adattati alle esigenze e alle risposte specifiche di ciascun paziente. Spesso sono necessari controlli e aggiustamenti regolari per ottimizzare il controllo dei sintomi e ridurre al minimo gli effetti collaterali.

FARMACI ANTIPSICOTICI E ANSIOLITICI

1: Cosa sono i disturbi d'ansia e quali sono i loro sintomi comuni?

A: I disturbi d'ansia sono un gruppo di condizioni di salute mentale caratterizzate da eccessiva preoccupazione, paura e nervosismo. I sintomi più comuni includono irrequietezza, irritabilità, tensione muscolare, difficoltà di concentrazione e disturbi del sonno.

2: Come funzionano gli ansiolitici?

A: I farmaci ansiolitici agiscono principalmente sui neurotrasmettitori cerebrali, in particolare sull'acido gamma-aminobutirrico (GABA). Il GABA è un neurotrasmettitore inibitorio che aiuta a calmare l'eccessiva attività neuronale, portando a una riduzione dei sintomi dell'ansia.

3: Cosa sono le benzodiazepine e come vengono utilizzate nel trattamento dell'ansia?

A: Le benzodiazepine, come lorazepam, diazepam e alprazolam, sono una classe di farmaci ansiolitici che potenziano gli effetti del GABA. Hanno una rapida insorgenza d'azione e sono spesso utilizzate per alleviare a breve termine i sintomi acuti dell'ansia.

4: Esistono farmaci non-benzodiazepinici utilizzati per l'ansia?

A: Sì, esistono farmaci non-benzodiazepinici utilizzati per l'ansia, come gli inibitori selettivi della ricaptazione della serotonina (SSRI) e gli inibitori della ricaptazione della serotonina-norepinefrina (SNRI). Questi farmaci, tra cui la sertralina e la venlafaxina, sono spesso prescritti per la gestione a lungo termine dei disturbi d'ansia.

5: Come funziona il buspirone e qual è il suo ruolo nel trattamento dell'ansia?

A: Il buspirone è un ansiolitico non-benzodiazepina che agisce sui recettori della serotonina. Viene utilizzato per il trattamento a lungo termine del disturbo d'ansia generalizzato. Il buspirone non provoca la sedazione e i problemi di dipendenza associati alle benzodiazepine.

6: Gli ansiolitici possono essere utilizzati per trattare altre patologie?

A: Sì, gli ansiolitici, in particolare gli SSRI e gli SNRI, sono spesso utilizzati per trattare condizioni diverse dall'ansia, tra cui alcuni disturbi dell'umore come la depressione e il disturbo ossessivo-compulsivo (DOC).

7: Quali sono i potenziali effetti collaterali delle benzodiazepine?

A: Gli effetti collaterali comuni delle benzodiazepine possono includere sonnolenza, vertigini e problemi di coordinazione. L'uso prolungato può portare a tolleranza, dipendenza e sintomi di astinenza al momento della sospensione.

8: Esistono considerazioni sull'uso di ansiolitici durante la gravidanza e l'allattamento?

A: È importante valutare attentamente i rischi e i benefici degli ansiolitici durante la gravidanza e l'allattamento. Alcuni farmaci, come le benzodiazepine, possono comportare rischi per il feto in via di sviluppo e si possono prendere in considerazione alternative o modifiche.

9: Gli ansiolitici possono creare assuefazione?

A: Le benzodiazepine, in particolare, hanno un potenziale di dipendenza e assuefazione se non vengono usate come prescritto. È importante che le persone seguano le raccomandazioni del proprio medico curante per quanto riguarda il dosaggio e la durata dell'uso.

10: Come si determina la scelta del farmaco ansiolitico per un individuo?

A: La scelta di un farmaco ansiolitico si basa su diversi fattori, tra cui il disturbo d'ansia specifico, la gravità dei sintomi, la risposta individuale ai farmaci e la presenza di eventuali condizioni mediche coesistenti. Un professionista sanitario condurrà una valutazione approfondita per determinare il piano di trattamento più appropriato.

SEZIONE IV

1. Glicosidi cardiaci e farmaci
2. Farmaci antiaritmici
3. Antianginosi e altri antiischemici
4. Farmaco antipertensivo

GLICOSIDI CARDIACI E FARMACI

1: Cosa sono i glicosidi cardiaci?

A: I glicosidi cardiaci sono un gruppo di composti presenti in alcune piante, di cui la digitale (proveniente dalla volpina) è uno degli esempi più noti. Questi composti hanno un impatto specifico sul cuore e sono utilizzati in medicina per trattare le patologie cardiache.

2: Come funzionano i glicosidi cardiaci?

A: I glicosidi cardiaci, come la digossina e la digitossina, agiscono principalmente inibendo la pompa sodio-potassio nelle cellule del muscolo cardiaco. Questa inibizione aumenta la concentrazione intracellulare di calcio, determinando un aumento della contrattilità cardiaca (la forza delle contrazioni del muscolo cardiaco).

3: Quali condizioni mediche vengono trattate con i glicosidi cardiaci?

A: I glicosidi cardiaci sono comunemente usati per trattare l'insufficienza cardiaca e alcune aritmie (battiti cardiaci irregolari). Contribuiscono a migliorare l'efficienza dell'azione di pompaggio del cuore e possono essere utili per gestire i sintomi associati alle patologie cardiache.

4: Qual è la differenza tra digossina e digitossina?

A: La digossina e la digitossina sono entrambi glicosidi cardiaci, ma si differenziano per le fonti e le strutture chimiche. La digossina si ricava dalle foglie della pianta della volpina (Digitalis purpurea), mentre la digitossina si trova nelle foglie di varie specie di Digitalis. Entrambe hanno effetti simili sul cuore.

5: Qual è il range terapeutico della digossina?

A: L'intervallo terapeutico della digossina è relativamente ristretto e il mantenimento della giusta concentrazione nel sangue è fondamentale per la sua efficacia e sicurezza. Il monitoraggio dei livelli sierici di digossina è comune per garantire che i pazienti ricevano il dosaggio appropriato.

6: Quali sono i potenziali effetti collaterali dei glicosidi cardiaci?

A: Gli effetti collaterali comuni dei glicosidi cardiaci includono nausea, vomito, perdita di appetito e disturbi visivi. La tossicità può portare a effetti più gravi, come aritmie, confusione e, in casi estremi, eventi pericolosi per la vita. Il monitoraggio e l'aggiustamento della dose sono essenziali per prevenire la tossicità.

7: In che modo gli operatori sanitari monitorano i pazienti in terapia con glicosidi cardiaci?

A: Il monitoraggio dei pazienti in terapia con glicosidi cardiaci comprende valutazioni regolari della frequenza cardiaca, del ritmo, della pressione sanguigna e dei livelli sierici di digossina. Vengono monitorati anche i livelli degli elettroliti, in particolare del potassio, poiché gli squilibri possono influenzare la risposta a questi farmaci.

8: I glicosidi cardiaci possono interagire con altri farmaci?

A: Sì, i glicosidi cardiaci possono interagire con altri farmaci, influenzandone potenzialmente l'assorbimento, la distribuzione, il metabolismo o l'escrezione.

I farmaci che alterano i livelli di potassio o competono per gli stessi meccanismi di trasporto possono influire sugli effetti dei glicosidi cardiaci.

9: Esistono controindicazioni all'uso dei glicosidi cardiaci?

A: Le controindicazioni all'uso dei glicosidi cardiaci includono alcune condizioni cardiache, come il blocco cardiaco o la fibrillazione ventricolare.

Anche i soggetti con un'anamnesi di ipersensibilità a questi farmaci dovrebbero evitarne l'uso.

10: I glicosidi cardiaci possono essere utilizzati nei pazienti pediatrici?

A: L'uso dei glicosidi cardiaci nei pazienti pediatrici è generalmente considerato con attenzione, e i dosaggi sono adattati in base al peso e all'età del bambino. Il monitoraggio dei potenziali effetti collaterali e il mantenimento di livelli terapeutici adeguati sono essenziali.

FARMACI ANTIARITMICI

1. **Nome dei farmaci antiaritmici**

A. Classe I. Bloccanti dei canali del sodio

A. Prolungare la ripolarizzazione - chinidina, procainamide, disopiramide, moricizina

B. Accorciare la ripolarizzazione - Lignocaina, mexiletina, fenitoina

C. Scarso effetto sulla ripolarizzazione - Encainide, flecainide, propafenone

Classe II. Bloccanti P-adrenergici (riducono il tono simpatico) - Propranololo, acebutololo, esmololo, ecc.

Classe III. Bloccanti dei canali K+ (prolungano la ripolarizzazione) - Amiodarone, bretilio, sotalolo, dofetilide, ibutilide

Classe IV. Bloccanti dei canali del Ca++ (prolungano la conduzione e la refrattarietà soprattutto nei nodi SA e AV) - Verapamil, diltiazem

2: Quali sono i principali tipi di aritmie che i farmaci antiaritmici possono trattare?

A: I farmaci antiaritmici sono utilizzati per trattare una serie di aritmie, tra cui la fibrillazione atriale, il flutter atriale, la tachicardia ventricolare e la fibrillazione ventricolare. Queste condizioni comportano disturbi nella normale attività elettrica del cuore.

3: : Come funzionano i farmaci antiaritmici?

A: I farmaci antiaritmici agiscono influenzando le proprietà elettriche delle cellule cardiache. Possono agire sui canali ionici, alterare la durata del potenziale d'azione o modificare il periodo refrattario per ripristinare un ritmo cardiaco più regolare.

4: Cosa sono i farmaci antiaritmici di classe I?

A: I farmaci antiaritmici di classe I agiscono principalmente bloccando i canali del sodio nel cuore. Sono ulteriormente suddivisi in sottoclassi (Ia, Ib e Ic) in base ai loro effetti specifici sulla durata e sulla cinetica del potenziale d'azione.

5: Può fornire esempi di farmaci antiaritmici di classe I?

A: Esempi di farmaci antiaritmici di classe Ia sono la chinidina e la procainamide. La classe Ib comprende farmaci come la lidocaina e la mexiletina. I farmaci di classe Ic includono flecainide e propafenone.

6: Cosa sono i farmaci antiaritmici di classe II?

A: I farmaci antiaritmici di classe II sono beta-bloccanti. Agiscono bloccando gli effetti dell'adrenalina (epinefrina) sul cuore, riducendo così la frequenza cardiaca e la forza di contrazione.

7: Cosa sono i farmaci antiaritmici di classe III?

I farmaci antiaritmici di classe III agiscono principalmente sui canali del potassio, ritardando la ripolarizzazione e prolungando la durata del potenziale d'azione. Ne sono un esempio l'amiodarone, il sotalolo e la dofetilide.

8: Come funzionano i farmaci antiaritmici di classe IV?

A: I farmaci antiaritmici di classe IV sono calcio-antagonisti. Inibiscono il movimento degli ioni calcio nelle cellule cardiache, rallentando la frequenza cardiaca e riducendo la forza di contrazione.

9: I farmaci antiaritmici possono avere effetti proaritmici?

A: Sì, i farmaci antiaritmici possono potenzialmente indurre una proaritmia, cioè possono portare allo sviluppo di nuove aritmie o al loro peggioramento. Questo rischio sottolinea l'importanza di un attento monitoraggio e di piani di trattamento personalizzati.

10: I farmaci antiaritmici sono utilizzati in situazioni di emergenza? R9: In alcune situazioni di emergenza, come nel caso di aritmie ventricolari pericolose per la vita, può essere presa in considerazione la somministrazione di farmaci antiaritmici per via endovenosa.

Tuttavia, il loro utilizzo in caso di emergenza è spesso determinato dall'aritmia specifica e dal contesto clinico.

11: Quali fattori influenzano la scelta del farmaco antiaritmico per un determinato paziente?

A: La scelta del farmaco antiaritmico è influenzata da fattori quali il tipo di aritmia, la condizione cardiaca di base, lo stato di salute generale del paziente e la presenza di altri farmaci. Sono essenziali piani di trattamento personalizzati e un attento monitoraggio.

FARMACI ANTIPERTENSIVI

1: Che cos'è l'ipertensione e perché è importante controllarla?

A: L'ipertensione, o pressione alta, è una condizione in cui la forza del sangue contro le pareti delle arterie è costantemente troppo alta. Se non trattata, l'ipertensione può portare a gravi complicazioni di salute, tra cui malattie cardiache, ictus e danni ai reni.

2: Quali sono le principali classi di farmaci antipertensivi?

A: Esistono diverse classi di farmaci antipertensivi, tra cui:

- Inibitori dell'enzima di conversione dell'angiotensina (ACE)
- Bloccanti del recettore dell'angiotensina II (ARB)
- Bloccanti del canale del calcio
- Diuretici
- Beta-bloccanti
- Alfa-bloccanti
- Agonisti centrali
- Inibitori diretti della renina

3: Come funzionano gli ACE-inibitori?

A: Gli ACE-inibitori bloccano la conversione dell'angiotensina I in angiotensina II, un ormone che restringe i vasi sanguigni e fa aumentare la pressione arteriosa. Inibendo questo processo, gli ACE inibitori riducono la pressione sanguigna.

4: Qual è il ruolo degli ARB nel trattamento dell'ipertensione?

A: Gli ARB bloccano l'azione dell'angiotensina II legandosi ai suoi recettori, determinando una vasodilatazione (rilassamento dei vasi sanguigni) e una riduzione della pressione arteriosa.

5: In che modo i calcio-antagonisti abbassano la pressione sanguigna?

A: I calcio-antagonisti inibiscono l'ingresso del calcio nelle cellule muscolari del cuore e dei vasi sanguigni. Il rilassamento dei vasi sanguigni e la riduzione del carico di lavoro del cuore determinano un abbassamento della pressione sanguigna.

6: Qual è il ruolo dei diuretici nella gestione dell'ipertensione?

A: I diuretici aumentano l'escrezione di sodio e acqua da parte dei reni, riducendo il volume del sangue e quindi abbassando la pressione sanguigna.

7: Come agiscono i beta-bloccanti nel trattamento dell'ipertensione?

A: I beta-bloccanti riducono la frequenza cardiaca e la forza di contrazione, determinando una diminuzione della gittata cardiaca e un abbassamento della pressione sanguigna. Bloccano inoltre gli effetti dell'adrenalina.

8: Qual è il meccanismo d'azione degli alfa-bloccanti nel trattamento dell'ipertensione?

A: Gli alfa-bloccanti rilassano la muscolatura liscia dei vasi sanguigni, permettendo al sangue di scorrere più facilmente e abbassando la pressione sanguigna.

9: Cosa sono gli agonisti centrali e come agiscono nell'ipertensione?

A: Gli agonisti centrali agiscono sul sistema nervoso centrale per ridurre i segnali nervosi che causano la costrizione dei vasi sanguigni, con conseguente riduzione della pressione arteriosa.

10: Cosa sono gli inibitori diretti della renina e come abbassano la pressione sanguigna?

A: Gli inibitori diretti della renina bloccano l'azione della renina, un enzima coinvolto nella regolazione della pressione sanguigna. Inibendo la renina, questi farmaci riducono la produzione di angiotensina II.

11: Le modifiche dello stile di vita sono importanti nella gestione dell'ipertensione?

A: Sì, le modifiche dello stile di vita, come una dieta sana, l'esercizio fisico regolare, la gestione del peso e la riduzione dell'apporto di sodio, sono componenti fondamentali della gestione dell'ipertensione. I farmaci vengono spesso prescritti insieme alle modifiche dello stile di vita.

12: I farmaci antipertensivi possono avere effetti collaterali?

A: Sì, i farmaci antipertensivi possono avere effetti collaterali, che variano a seconda della classe specifica di farmaci. Gli effetti collaterali più comuni possono includere vertigini, affaticamento e squilibri elettrolitici. È importante che le persone siano consapevoli dei potenziali effetti collaterali e che riferiscano qualsiasi dubbio al proprio medico.

13: Con quale frequenza deve essere monitorata la pressione arteriosa durante il trattamento antipertensivo?

A: La pressione arteriosa deve essere monitorata regolarmente nell'ambito della gestione dell'ipertensione. La frequenza del monitoraggio dipende dalla gravità dell'ipertensione e dalla stabilità del controllo pressorio.

SEZIONE V

CHEMOTERAPIA

SEZIONE V

CHEMOTERAPIA

1 .nome sulfonamidi

A. 1. Sulfisoxazolo, sulfadiazina a breve durata d'azione

2. Sulfametossazolo ad azione intermedia

3. Sulfametossipiridazina a lunga durata d'azione, Sulfadossina

4. Sulfasalazina scarsamente assorbita

5. Sulfacetamide topica, mefenide Solfadiazina argentica

2 Cos'è il cotrimoxazolo

A. La combinazione di trimetoprim e sulfametossazolo è il cotrimoxazolo. Il trimetoprim è efficace contro diversi organismi grampositivi e gram-negativi. Tuttavia, se usato come unico agente, la resistenza si sviluppa rapidamente.

3 .usi dell'acido naldixico

A. L'acido nalidixico è utilizzato nelle UTI non complicate e nella diarrea dovuta a E.coli, Shigella e Proteus (GRAMONEG 0,5-1g 3-4 volte al giorno). L'acido ossalinico e la cinoxacina hanno proprietà e usi simili all'acido nalidixico.

4 .nome flurochinoloni

A. I fluoroqui-noloni (FQ) comprendono norfloxacina, ciprofloxacina, pefloxacina, ofloxacina, lomefloxacina e sparfloxacina, a cui se ne stanno aggiungendo molti altri. I nuovi agenti includono trovafloxacina, gatifloxacina, moxifloxacina e clinafloxacina.

5 .nome antibiotici beta-lattamici

A. A. Naturale - Penicillina G

B. Semisintetico

1. Resistente agli acidi-Penicillina V

2. Resistente alla penicillinasi: meticillina, oxacillina, cloxacillina, nafcillina.

3. Aminopenicilline - Ampicillina, Bacampicillina, Amoxicillina

4. Penicilline antipseudomonali
- Carbossipenicilline - Carbenicillina, Ticarcillina
- Ureidopenicilline - Azlocillina, Mezlocillina, Piperacillina

6 .usi degli antibiotici beta-lattamici

A.sifilide

Infezioni meningococciche

Infezioni da stafilococco

Actinomicosi

Gangrena gassosa

7 .nome cefalosporine

A. Cefalotina di prima generazione

Cefalessina Cefazolina

Cefadroxil

Cefamandole di seconda generazione

Cefacloro

Cefuroxima

Cefuroxima

Cefoteta

Terza generazione

Cefotaxima

Cefixime

Ceftrioxone

Cefpodoxima

Cefoperazone proxetil

Ceftizoxima

Cefdinir

Ceftazidima

Ceftibuten

Quarta generazione

Cefepime

Cefpirom

8 .nome tetracicline

A. Tetracicline

Derivati semisintetici

Clortetraciclina

Demeclociclina

Tetraciclina

Metaciclina

Ossitetraciclina

Doxiciclina

Minociclina

9 .usi della tetraciclina

A. A. Le tetracicline sono i farmaci di scelta in

1. Infezioni rickettsiane Tutte le infezioni rickettsiane rispondono alle tetracicline.

2. Infezioni da clamidia: - linfogranuloma venereo - tetracicline somministrate per 2 settimane - tracoma - sono necessarie tetracicline sia topiche che orali - congiuntivite da inclusione.

3. Polmonite atipica dovuta a Mycoplasma pneumoniae

4. Colera Le tetracicline riducono la durata della malattia e hanno un valore coadiuvante.

5. Brucellosi Doxiciclina 200 mg + Rifampicina 600 mg al giorno per 6 settimane è il trattamento di scelta.

10 Usi dei macrolidi

A. 1. Infezioni orodentali - L'eritromicina viene utilizzata comunemente nella prevenzione e nel trattamento delle infezioni orodentali, comprese le infezioni post-estrattive, gli ascessi periapicali e altre lesioni parodontali infette. È anche l'antibiotico preferito dai pazienti allergici alle penicilline.

2. La polmonite atipica può essere causata da agenti come Mycoplasma, Chlamydia e Legionella. Polmonite atipica dovuta a Mycoplasma pneumoniae - l'eritromicina è il farmaco di scelta - 500 mg 6 ore su 24 per via orale o endovenosa.

3. Polmonite del legionario: viene trattata per 10-14 giorni con eritromicina. È preferibile l'eritromicina per via endovenosa. L'azitromicina è ora considerata il farmaco di scelta.

11 Nome dei farmaci utilizzati nella tubercolosi

A. - Farmaci di prima linea Isoniazide, rifampicina, pirazinamide, etambutolo, streptomicina.

- Farmaci di seconda linea Etionamide, tiacetazone, acido para aminosalicilico (PAS), amikacina, ciprofloxacina, capreomicina, cicloserina, rifabutina, kanamicina.

\ Sulla base dell'attività antitubercolare, i farmaci possono essere raggruppati in:
- Agenti tubercolocidi: isoniazide, rifampicina, streptomicina, pirazinamide, capreomicina,

kanamicina, ciprofloxacina. - Agenti tubercolostatici - Etambutolo, etionamide, tiacetazone, cicloserina.

12 .farmaci di nome utilizzati nella lebbra

A. - Solfoni: Dapsone - Rifampicina - Clofazimina - Etionamide e Protionamide

13 .nome Farmaci antifungini

A. 1. Antibiotici polienici - Amfotericina B, nistatina, hamicina, natamicina

Altri-Griseofulvina

2. Antimetaboliti Flucitosina (5-FC)

3. Azoli Imidazoli Clotrimazolo, econazolo, miconazolo, chetoconazolo, butaconazolo, oxiconazolo, sulconazolo, isoconazolo. Triazoli Fluconazolo, itraconazolo, terconazolo.

4. Varie Terbinafina, pneumocandine

14 .Nome agenti anti herpes virus

A. Aciclovir, ganciclovir, famciclovir, penciclovir, valaciclovir, idoxuridina, trifluridina, vidarabina, foscarnet, fomivirsen, cidofovir

15 .nome agenti antinfluenzali

A. Amantadina, rimantidina, oseltamivir, zanamivir.

16 .nome agenti antiretrovirali

A. Agenti antiretrovirali

- Inibitori nucleosidici della trascrittasi inversa (NRTI) Zidovudina, didanosina, stavudina, zalcitabina, lamivudina, abacavir

- Inibitori non nucleari della trascrittasi inversa (NNRTI) Nevirapina, efavirenz, delavirdina

- Inibitori della proteasi (PI) Saquinavir, indinavir, ritonavir, nelfinavir, amprenavir, lopinavir

- Inibitori nucleotidici della trascrittasi inversa. (NTRTI), Tenofovir

17 .farmaci antimalarici

A. 4-amminochinoline Clorochina, amodiachina 8-amminochinoline Primachina, bulachina Metanoli chinolinici Chinina, chinidina, meflochina Acridina Mepacrina Antagonisti del folato Proguanil, sulfadoxina, pirimetamina Metanolo fenantrene Alofantrina, atovaquone Lattoni sesquiterpenici Artesunato, artemether, arteether

18 .farmaci antiamoebici

A. 1. Farmaci efficaci nell'amebiasi intestinale ed extraintestinale Metronidazolo, Tinidazolo, Secnidazolo, Ornidazolo, Satranidazolo, Emetina Deidroemetina.

2. Farmaci efficaci solo nell'amebiasi intestinale (amebicidi luminali) Diloxanide furoato, Quiniodoclor, Iodoquinolo, Tetracicline.

3. Farmaci efficaci solo nell'amebiasi extraintestinale Clorochina

19 .usi del metronidiazolo

A. 1. Infezioni anaerobiche

2. Amebiasi: il metronidazolo è il farmaco di scelta in tutte le forme di amebiasi, alla dose di 400-800 mg TDS per 7-10 giorni. Ma non elimina le cisti.

3. Vaginite da Trichomonas: il farmaco di scelta è il metronidazolo 200 mg TDS per 7 giorni.

4. Giardiasi: il trattamento di scelta è la somministrazione di metronidazolo 200 mg TDS per 7 giorni.

5. Le infezioni da H. pylori nei pazienti con ulcera peptica possono essere trattate con una combinazione di metronidazolo, claritromicina e omeprazolo/ranitidina.

6. Colite pseudomembranosa dovuta a Clostridium difficile: risponde al metronidazolo.

7. Dracunculosi Il metronidazolo facilita l'estrazione del verme d'India

20 .nome Farmaci antielmintici

A.Mebendazolo

Albendazolo

SEZIONE VI

FARMACI UTILIZZATI NEL TRATTO GASTROINTESTINALE

SEZIONE VI

FARMACI UTILIZZATI NEL TRATTO GASTROINTESTINALE

1: Qual è lo scopo degli antiacidi nel trattamento gastrointestinale?

R: Gli antiacidi sono utilizzati per neutralizzare i succhi gastrici, dando sollievo a sintomi quali indigestione, bruciore di stomaco e reflusso acido.

2: Come agiscono gli inibitori della pompa protonica (IPP) nel sistema gastrointestinale?

A: Gli IPP riducono la produzione di acidi gastrici inibendo la pompa protonica presente nel rivestimento dello stomaco. Sono comunemente usati per trattare condizioni come GERD, ulcere peptiche e sindrome di Zollinger-Ellison.

3: Quale ruolo svolgono i bloccanti H2 nella salute gastrointestinale?

A: I bloccanti H2, o antagonisti dei recettori dell'istamina-2, riducono la produzione di acido gastrico. Sono utilizzati per trattare condizioni come GERD, ulcera peptica ed esofagite.

4: In che modo gli agenti procinetici sono utili nei disturbi gastrointestinali?

A: Gli agenti procinetici migliorano il movimento del tratto gastrointestinale, favorendo contrazioni coordinate in condizioni come la gastroparesi e il reflusso.

5: Qual è lo scopo dei lassativi nella medicina gastrointestinale?

A: I lassativi sono utilizzati per alleviare la stitichezza favorendo i movimenti intestinali. Possono agire attraverso vari meccanismi, come l'aumento della massa, la stimolazione delle contrazioni o l'ammorbidimento delle feci.

6: In che modo i farmaci antiemetici contribuiscono al trattamento gastrointestinale?

A: Gli antiemetici sono utilizzati per prevenire o alleviare la nausea e il vomito, rendendoli preziosi nella gestione di condizioni come la nausea indotta dalla chemioterapia e la cinetosi.

7: Qual è il ruolo dei protettori gastrointestinali come il sucralfato?

A: I protettori gastrointestinali, come il sucralfato, formano una barriera protettiva sulla mucosa dello stomaco, aiutando a trattare e prevenire le ulcere.

8: In che modo gli integratori di enzimi pancreatici aiutano la digestione?

A: Gli integratori di enzimi pancreatici contengono enzimi digestivi che aiutano la digestione di grassi, proteine e carboidrati. Vengono utilizzati nei soggetti con insufficienza pancreatica.

9: Quali condizioni vengono trattate con i sequestranti degli acidi biliari nel sistema gastrointestinale?

A: I sequestranti degli acidi biliari sono utilizzati per abbassare i livelli di colesterolo e possono essere utili anche nel trattamento di alcuni tipi di diarrea.

10: Qual è lo scopo degli agenti protettivi della mucosa gastrica come il misoprostolo?

A: Gli agenti protettivi della mucosa gastrica, come il misoprostolo, aiutano a proteggere la mucosa gastrica e sono utilizzati nel trattamento delle ulcere peptiche, in particolare quelle indotte dai FANS.

11: Come agiscono gli agenti antidiarroici come la loperamide nelle patologie gastrointestinali?

A: Gli agenti antidiarroici, come la loperamide, riducono i movimenti intestinali e aiutano a controllare la diarrea rallentando il movimento dell'intestino.

12: I farmaci gastrointestinali possono avere effetti collaterali?

A: Sì, i farmaci gastrointestinali possono avere effetti collaterali a seconda del farmaco specifico. Gli effetti collaterali più comuni possono includere nausea, diarrea, costipazione e, in alcuni casi, effetti avversi più gravi.

13. **antiacidi**

A.
- **Scopo: gli** antiacidi neutralizzano i succhi gastrici e sono comunemente usati per alleviare i sintomi di indigestione, bruciore di stomaco e reflusso acido.
- **- Esempi:** Tums, Rolaids, Maalox.

14. **Inibitori della pompa protonica (IPP)**

A.
- **Scopo:** gli IPP riducono la produzione di acidi gastrici e sono utilizzati per trattare condizioni come la malattia da reflusso gastroesofageo (GERD), l'ulcera peptica e la sindrome di Zollinger-Ellison.
- **Esempi:** Omeprazolo (Prilosec), esomeprazolo (Nexium), lansoprazolo (Prevacid).

15. **bloccanti H2 (antagonisti del recettore dell'istamina-2):**

A.
- **Scopo:** i bloccanti H2 riducono la produzione di acidi gastrici e sono utilizzati per trattare condizioni come GERD, ulcere peptiche e alcuni problemi dell'esofago.
- **Esempi:** Ranitidina (Zantac), famotidina (Pepcid), cimetidina (Tagamet).

16. **Agenti procinetici**

A.
- **Scopo: gli** agenti procinetici aiutano a migliorare il movimento del tratto gastrointestinale e possono essere utilizzati per trattare condizioni come la gastroparesi e il reflusso acido.
- **Esempi:** Metoclopramide (Reglan), domperidone.

17 .lassativi:

A.
- **Scopo:** i lassativi favoriscono i movimenti intestinali e sono utilizzati per alleviare la stitichezza.
- **Esempi:** Lassativi che formano massa (psillio), lassativi stimolanti (bisacodile), lassativi osmotici (polietilenglicole).

18 Agenti antidiarroici:

A.
- **Scopo:** i farmaci antidiarroici aiutano a controllare la diarrea.
- **Esempi:** Loperamide (Imodium), subsalicilato di bismuto (Pepto- Bismol).

19. Antiemetici

A.
- **Scopo:** gli antiemetici sono utilizzati per prevenire o trattare la nausea e il vomito.
- **Esempi:** Ondansetron (Zofran), proclorperazina (Compazine), metoclopramide.

20 .GI Protettivi

A.
- **Scopo:** i protettori gastrointestinali aiutano a proteggere il rivestimento dello stomaco e dell'intestino.
- **Esempi:** Sucralfato (Carafate).

21 .agenti protettivi della mucosa gastrica

A.
- **Scopo:** questi agenti proteggono la mucosa gastrica e sono utilizzati nel trattamento dell'ulcera peptica.
- **Esempi:** Misoprostolo.

22 .integratori di enzimi pancreatici

A.
- **Scopo:** questi integratori favoriscono la digestione fornendo enzimi ai soggetti con insufficienza pancreatica.
- **Esempi:** Pancrelipasi.

23.Sequestranti degli acidi biliari

A.
- **Scopo:** i sequestranti degli acidi biliari possono essere utilizzati per trattare alcuni tipi di diarrea e possono anche contribuire a ridurre i livelli di colesterolo.
- **Esempi:** Colestiramina, colesevelam.

SEZIONE VII

FARMACI UTILIZZATI NEL TRATTO RESPIRATORIO

SEZIONE VII

FARMACI UTILIZZATI NEL SISTEMA RESPIRATORIO

1: Che cos'è l'asma bronchiale?

A: L'asma bronchiale è una patologia infiammatoria cronica delle vie aeree caratterizzata da episodi ricorrenti di affanno, dispnea, oppressione toracica e tosse. È una forma di malattia polmonare ostruttiva.

2: Quali sono le cause dell'asma bronchiale?

A: La causa esatta dell'asma non è del tutto nota, ma si ritiene che coinvolga una combinazione di fattori genetici e ambientali. I fattori scatenanti possono essere allergeni, infezioni respiratorie, inquinamento atmosferico ed esposizione a sostanze irritanti.

3: Quali sono i sintomi comuni dell'asma bronchiale?

A: I sintomi più comuni comprendono respiro affannoso (un sibilo durante la respirazione), mancanza di fiato, oppressione toracica e tosse, soprattutto di notte o al mattino presto.

4: Come viene diagnosticata l'asma bronchiale?

A: La diagnosi prevede un'anamnesi accurata, un esame fisico e test di funzionalità polmonare come la spirometria. Altri esami possono includere test allergici e studi di imaging.

5: Qual è il ruolo dei broncodilatatori nel trattamento dell'asma?

A: I broncodilatatori sono farmaci che rilassano la muscolatura delle vie aeree, facilitando la respirazione. Sono spesso utilizzati come farmaci di soccorso durante gli attacchi acuti di asma e come terapia di mantenimento per gestire i sintomi.

6: Cosa sono i corticosteroidi per via inalatoria e come funzionano nel trattamento dell'asma?

A: I corticosteroidi per via inalatoria sono farmaci antinfiammatori che riducono l'infiammazione delle vie aeree. Sono un pilastro nella gestione a lungo termine dell'asma e aiutano a prevenire i sintomi dell'asma.

7: L'asma può essere scatenata dalle allergie?

A: Sì, le reazioni allergiche a sostanze trasportate dall'aria come pollini, muffe, forfora di animali domestici e acari della polvere possono scatenare i sintomi dell'asma nei soggetti affetti da asma allergica.

8: Cos'è un piano d'azione per l'asma e perché è importante?

A: Un piano d'azione per l'asma è un documento personalizzato creato con un operatore sanitario che illustra come gestire i sintomi dell'asma, compresi i farmaci, i fattori scatenanti da evitare e le misure da adottare in caso di peggioramento dei sintomi o di un attacco d'asma.

9: In che modo il controllo ambientale contribuisce alla gestione dell'asma?

A: Il controllo ambientale consiste nell'identificare e ridurre al minimo l'esposizione ai fattori scatenanti l'asma, come allergeni, fumo di tabacco e inquinanti atmosferici, per ridurre la frequenza e la gravità dei sintomi dell'asma.

10: L'esercizio fisico può scatenare i sintomi dell'asma?

A: La broncocostrizione indotta dall'esercizio fisico (EIB) è comune nei soggetti asmatici. Tuttavia, con una gestione adeguata e l'uso di broncodilatatori prima dell'esercizio, molte persone con asma possono praticare un'attività fisica regolare.

11: Qual è il significato delle misurazioni del picco di flusso nella gestione dell'asma?

A: Le misurazioni del flusso di picco valutano la capacità dell'aria di uscire dai polmoni e possono aiutare le persone a monitorare l'asma e a identificare i cambiamenti nella funzione polmonare, consentendo un intervento tempestivo.

12: Esiste una cura per l'asma bronchiale?

A.: Sebbene non esista una cura per l'asma, è possibile gestirla efficacemente con farmaci e modifiche dello stile di vita. Molte persone affette da asma conducono una vita normale e attiva con un trattamento adeguato.

13: Quanto è importante per i pazienti asmatici un controllo regolare con un operatore sanitario?

A: Un controllo regolare con un operatore sanitario è fondamentale per la gestione dell'asma. Consente di modificare i piani di trattamento, di monitorare i sintomi e di affrontare qualsiasi problema per garantire un controllo ottimale della patologia.

FARMACI UTILIZZATI PER LA TOSSE

1. **Nome dei farmaci utilizzati per la tosse**

A. 1. Soppressori centrali della tosse Codeina, colcodeina, noscapina, destrometorfano, antistaminici, benzonato.

2. Demulcenti faringei Pastiglie, gocce per la tosse, lentine

3. Espettoranti Ioduro di potassio, guaifenina, cloruro di ammonio,

SEZIONE VIII

SANGUE

A. INSULINA E IPOGLICEMIZZANTI ORALI

B. FARMACI ANTINFIAMMATORI NON STEROIDEI

SEZIONE VIII

SANGUE

1 .definire l'ematematica

A. Gli ematinici sono composti necessari alla formazione del sangue e vengono impiegati nel trattamento delle anemie. Gli ematinici comprendono ferro, vitamina B12 e acido folico.

2 .nome dei preparati di ferro per via orale

A. 1. Solfato ferroso-200 mg tab. 2. Fumarato ferroso-200 mg tab. Fumarato ferroso-200 mg tab 3. Gluconato ferroso-300 mg tab 4. Succinato ferroso-100 mg 5. Complesso ferro-calcio - 5% di ferro 6. Citrato ferrico di ammonio-45 mg.

3 .nome anticoagulanti

A. 1. Anticoagulanti utilizzati in vivo A.

Eparina ad azione rapida

- Eparine a basso peso mol.

- Eparinoidi - - Solfato di eparan - Solfato di destrano - Danaparoide - Lepirudina
B. Anticoagulanti orali a lento effetto

- Derivati della cumarina: - Bishydroxycoumarin - Warfarin sodico - Nicoumalone

- Derivati dell'indandione: - Fenindione - Difenadione

4 .effetti avversi degli anticoagulanti

A.Trombocitopenia

Alopecia

Osteoporosi

Ipoaldosteronismo

5 .usi degli anticoagulanti

A.Trombosi venosa

Embolia polmonare

Malattia valvolare reumatica

6 .nome trombolitici

A.streptochinasi

Urochinasi

Aniestraplase

Reteplase

7 .nome antifibrnolitici

Acido A.epsilon amino caproico

Acido transessemico

8 .nome farmaci antiaggreganti

A. 1. Inibitori della sintesi delle PG - Aspirina

2. Inibitore della fosfodiesterasi - Dipiridamolo

3. Antagonisti dell'ADP - Ticlopidina Clopidogrel

4. Antagonisti dei recettori della glicoproteina IIb/IIIa - Abciximab Eptifibatide Tirofiban

5. Altri - PGI2

9 .nome coagulanti

A.Adrenalina

Trombina in polvere

Tromboplastina in polvere

Fibrina

Schiuma di gelatina

10 .nome di alcuni ipolipemizzanti

A. 1. Inibitori della HMG CoA reduttasi - Lovastatina Simvastatina Pravastatina Atorvastatina

2. Acidi fibrici - Gemfibrozil Clofibrato Fenofibrato Bezafibrato Ciprofibrato

3. Resine leganti gli acidi biliari - Colestiramina Colestipolo

4. Antiossidante - Probucol

INSULINA E IPOGLICEMIE ORALI

1: Qual è lo scopo dei farmaci antidiabetici orali?

A: I farmaci antidiabetici orali sono utilizzati per gestire i livelli di glucosio nel sangue nei soggetti affetti da diabete. Contribuiscono a migliorare la sensibilità all'insulina, ad aumentare la secrezione di insulina o a ridurre la produzione di glucosio da parte del fegato.

2: Quali sono le principali classi di farmaci antidiabetici orali?

A: Esistono diverse classi di farmaci antidiabetici orali, tra cui:
- Sulfoniluree
- Biguanidi
- Meglitinidi
- Tiazolidinedioni (TZD)
- Inibitori della dipeptidil peptidasi-4 (DPP-4)
- Inibitori del co-trasportatore sodio-glucosio-2 (SGLT2)
- Inibitori dell'alfa-glucosidasi

3: Come funzionano le sulfoniluree nel trattamento del diabete?

A: Le sulfoniluree stimolano il pancreas a rilasciare più insulina, contribuendo a ridurre i livelli di glucosio nel sangue. Sono efficaci nei soggetti con diabete di tipo 2 che producono ancora insulina.

4: Qual è il ruolo delle biguanidi, come la metformina, nella gestione del diabete?

A: Le biguanidi, in particolare la metformina, riducono la produzione di glucosio da parte del fegato e migliorano la sensibilità all'insulina. Sono spesso il trattamento di prima linea per il diabete di tipo 2.

5: In che modo le meglitinidi differiscono dalle sulfoniluree nel loro meccanismo d'azione?

:A. Le meglitinidi stimolano la secrezione di insulina dal pancreas, in modo simile alle sulfoniluree. Tuttavia, le meglitinidi hanno un esordio più rapido e una durata d'azione più breve.

6: Qual è il meccanismo d'azione dei tiazolidinedioni (TZD) nel trattamento del diabete?

A: I TZD migliorano la sensibilità all'insulina nei tessuti periferici, come le cellule muscolari e adipose. Inoltre, riducono la produzione di glucosio da parte del fegato.

7: Come agiscono gli inibitori della DPP-4 nella gestione del diabete?

A: Gli inibitori della DPP-4 potenziano l'azione degli ormoni incretini, che stimolano il rilascio di insulina e riducono la produzione di glucagone. Ciò contribuisce a regolare i livelli di glucosio nel sangue.

8: Qual è il ruolo degli inibitori SGLT2 nel trattamento del diabete?

A: Gli inibitori SGLT2 riducono il riassorbimento del glucosio nei reni, con conseguente aumento dell'escrezione di glucosio nelle urine. Ciò contribuisce a ridurre i livelli di glucosio nel sangue.

9: Come funzionano gli inibitori dell'alfa-glucosidasi nella gestione del diabete?

A: Gli inibitori dell'alfa-glucosidasi rallentano la digestione e l'assorbimento dei carboidrati nell'intestino, determinando un aumento più graduale dei livelli di glucosio nel sangue dopo i pasti.

10: I farmaci antidiabetici orali sono adatti a tutti i soggetti con diabete?

A: No, la scelta del farmaco antidiabetico orale dipende da fattori quali il tipo di diabete, la risposta individuale e altre considerazioni di salute. Alcuni farmaci possono essere più adatti ad alcuni individui rispetto ad altri.

11: I farmaci antidiabetici orali possono causare effetti collaterali?

A: Sì, come tutti i farmaci, anche gli antidiabetici orali possono avere effetti collaterali. Gli effetti collaterali più comuni possono includere sintomi gastrointestinali, aumento di peso e ipoglicemia (abbassamento della glicemia). È importante discutere i potenziali effetti collaterali con un operatore sanitario.

12: Come viene monitorata l'efficacia dei farmaci antidiabetici orali?

A: Il monitoraggio della glicemia, che comprende la misurazione regolare dei livelli di glucosio a digiuno e postprandiale, viene utilizzato per valutare l'efficacia dei farmaci antidiabetici orali. I test dell'emoglobina A1c forniscono una misura a più lungo termine del controllo della glicemia.

13: Le modifiche dello stile di vita possono integrare l'uso di farmaci antidiabetici orali?

A: Sì, le modifiche dello stile di vita, come una dieta sana, l'esercizio fisico regolare, la gestione del peso e la riduzione dello stress, sono componenti essenziali della gestione del diabete e possono integrare gli effetti dei farmaci antidiabetici orali.

FARMACI ANTI-INFIAMMATORI NON STEROIDEI

1: Qual è il meccanismo d'azione dei FANS?

A.. I FANS agiscono inibendo l'attività degli enzimi chiamati ciclossigenasi (COX-1 e COX-2), coinvolti nella produzione di prostaglandine. Le prostaglandine svolgono un ruolo nell'infiammazione, nel dolore e nella febbre.

2: Quali condizioni vengono comunemente trattate con i FANS?

R: I FANS sono utilizzati per trattare una serie di condizioni, tra cui:

- Dolore (come mal di testa, dolori muscolari e dolore dentale)
- Infiammazione (associata a condizioni come l'artrite)
- Febbre

3: I FANS possono essere utilizzati per patologie croniche come l'artrite?

A: Sì, i FANS sono spesso prescritti per le patologie infiammatorie croniche, tra cui l'osteoartrite, l'artrite reumatoide e la spondilite anchilosante. Aiutano ad alleviare il dolore e a ridurre l'infiammazione.

4: Esistono diversi tipi di FANS?

A: Sì, i FANS sono di vario tipo, compresi i FANS tradizionali (ad esempio, ibuprofene, naprossene) e gli inibitori selettivi della COX-2 (ad esempio, celecoxib). Quest'ultimo è progettato per inibire selettivamente la COX-2 e ridurre il rischio di effetti collaterali gastrointestinali.

5: Quali sono gli effetti collaterali comuni dei FANS?

A: Gli effetti collaterali comuni dei FANS possono includere disturbi di stomaco, bruciore di stomaco, nausea, vertigini e mal di testa. L'uso prolungato o a dosi elevate può aumentare il rischio di emorragie gastrointestinali e ulcere.

6: I FANS possono causare effetti collaterali cardiovascolari?

A: Sì, i FANS, in particolare gli inibitori selettivi della COX-2, sono stati associati a un aumento del rischio di eventi cardiovascolari, come infarto e ictus. Questo rischio deve essere considerato, soprattutto nei soggetti con condizioni cardiovascolari preesistenti.

7: Esistono controindicazioni all'uso dei FANS?

A: I FANS sono generalmente controindicati nei soggetti con anamnesi di emorragie gastrointestinali, ulcere peptiche, grave insufficienza renale e alcune condizioni cardiovascolari. Devono essere usati con cautela nei soggetti affetti da asma.

8: I FANS possono interagire con altri farmaci?

A: Sì, i FANS possono interagire con diversi farmaci, tra cui gli anticoagulanti, gli antiaggreganti e alcuni farmaci per la pressione sanguigna. È importante informare gli operatori sanitari di tutti i farmaci assunti per evitare potenziali interazioni.

9: I FANS possono essere utilizzati durante la gravidanza e l'allattamento?

A: I FANS, soprattutto durante il terzo trimestre, sono generalmente evitati in gravidanza a causa dei potenziali rischi per il feto in via di sviluppo. Possono essere escreti nel latte materno e il loro uso deve essere discusso con un operatore sanitario durante l'allattamento.

10: Esiste il rischio di lesioni renali indotte dai FANS?

A: Sì, i FANS possono influire sulla funzionalità renale, in particolare nei soggetti con condizioni renali preesistenti. L'uso a lungo termine o ad alte dosi può aumentare il rischio di lesioni renali.

11: I FANS possono essere assunti con il cibo per ridurre gli effetti collaterali gastrointestinali?

A: Sì, l'assunzione di FANS con il cibo o il latte può contribuire a ridurre il rischio di disturbi gastrici e altri effetti collaterali gastrointestinali.

12: Esistono alternative ai FANS per alleviare il dolore?

A: A seconda del tipo di dolore e delle circostanze individuali, le alternative ai FANS possono includere l'acetaminofene (paracetamolo), la terapia fisica e altri approcci non farmacologici. Consultare sempre un operatore sanitario per ricevere raccomandazioni personalizzate.

RIFERIMENTI

1.PADMAJA UDAY KUMAR, PHARMACOLOGY FOR DENTAL AND ALIED HEALTH SCIENCES JAYPEE BROTHERS MEDICAL PUBLISHERS LTD, NEW DELHI, 2002, ISBN NO-9789386056856

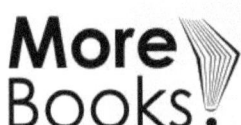
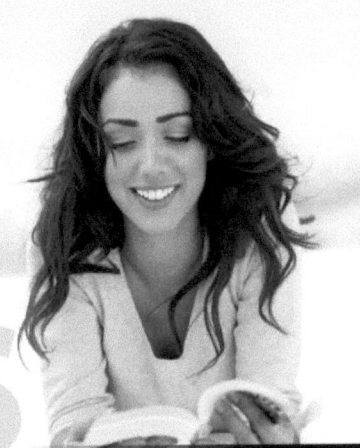

I want morebooks!

Buy your books fast and straightforward online - at one of world's fastest growing online book stores! Environmentally sound due to Print-on-Demand technologies.

Buy your books online at
www.morebooks.shop

Compra i tuoi libri rapidamente e direttamente da internet, in una delle librerie on-line cresciuta più velocemente nel mondo! Produzione che garantisce la tutela dell'ambiente grazie all'uso della tecnologia di "stampa a domanda".

Compra i tuoi libri on-line su
www.morebooks.shop

info@omniscriptum.com
www.omniscriptum.com
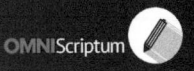

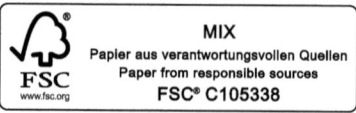

Printed by Books on Demand GmbH, Norderstedt / Germany